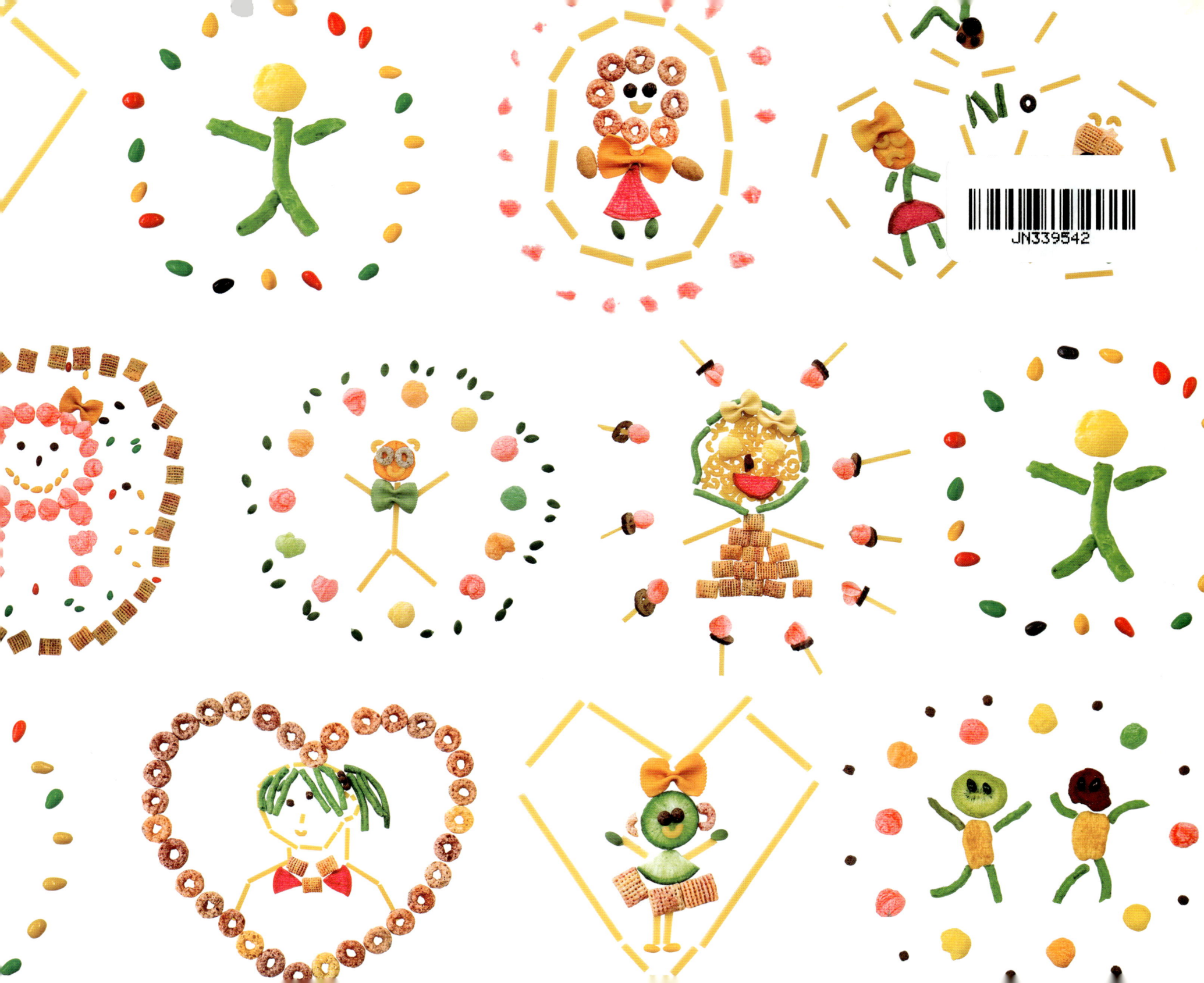

지은이 **허혜경**

2012년부터 초등학교에서 보건교사로 일하고 있습니다. 대학원에서 상담심리를 전공했고, 임상심리사, 푸드표현예술치료사로서 사람들의 몸과 마음 돌봄에 관심이 많습니다. 아이들이 자신의 성에 대해 진지하게 탐색하고 내면세계를 자유롭게 표현해보는 경험이 건강한 성 가치관 형성으로 이어진다고 믿고 있습니다. 우리에게 친숙한 재료를 가지고 성에 대한 생각을 표현해보는 푸드표현예술활동을 통해 아이들이 성적 주체로서 자신의 마음을 깊이 들여다볼 수 있도록 지지해주는 안내자 역할을 하고 있습니다.

지은이 **박희순**

동시 작가이자 40년간 공교육 현장에서 아이들의 성장을 돕고 있습니다. 코로나 팬데믹을 겪으며 피폐해진 아이들의 정서 회복을 위한 감정 코칭 동시 교실을 운영하고 있으며, 지속가능 생태교육, 제주어를 살려 쓰기 위한 '제주어 동시 콘서트'를 진행하고 있습니다.
SBS교육대상과 제18회 대교눈높이아동문학상을 수상하였으며 5학년 국어교과서에 동시가 수록되어 있습니다.
동시집으로 『바다가 튕겨낸 해님』, 『말처럼 달리고 싶은 양말』, 『엄마는 못 들었나?』가 있습니다.

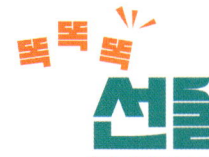

초판 1쇄 발행 2023년 5월 25일
지은이 허혜경, 박희순 **펴낸이** 김영훈 **편집장** 김지희 **디자인** 부건영 **편집부** 이은아, 강은미, 김영훈
펴낸곳 한그루 **출판등록** 제6510000251002008000003호 **주소** 제주특별자치도 제주시 복지로1길 21
전화 064-723-7580 **전송** 064-753-7580 **전자우편** onetreebook@daum.net **누리방** onetreebook.com
ISBN 979-11-6867-098-3 73810

ⓒ 허혜경·박희순, 2023

저작권법에 따라 보호를 받는 저작물이므로 어떤 형태로든 저자 허락과 출판사 동의 없이 무단 전재와 복제를 금합니다.
• 책값은 뒤표지에 있습니다. • 잘못된 책은 구입하신 곳에서 교환해 드립니다.

경계 존중 그림책

똑 똑 똑 선물 배달 왔어요

허혜경, 박희순 지음

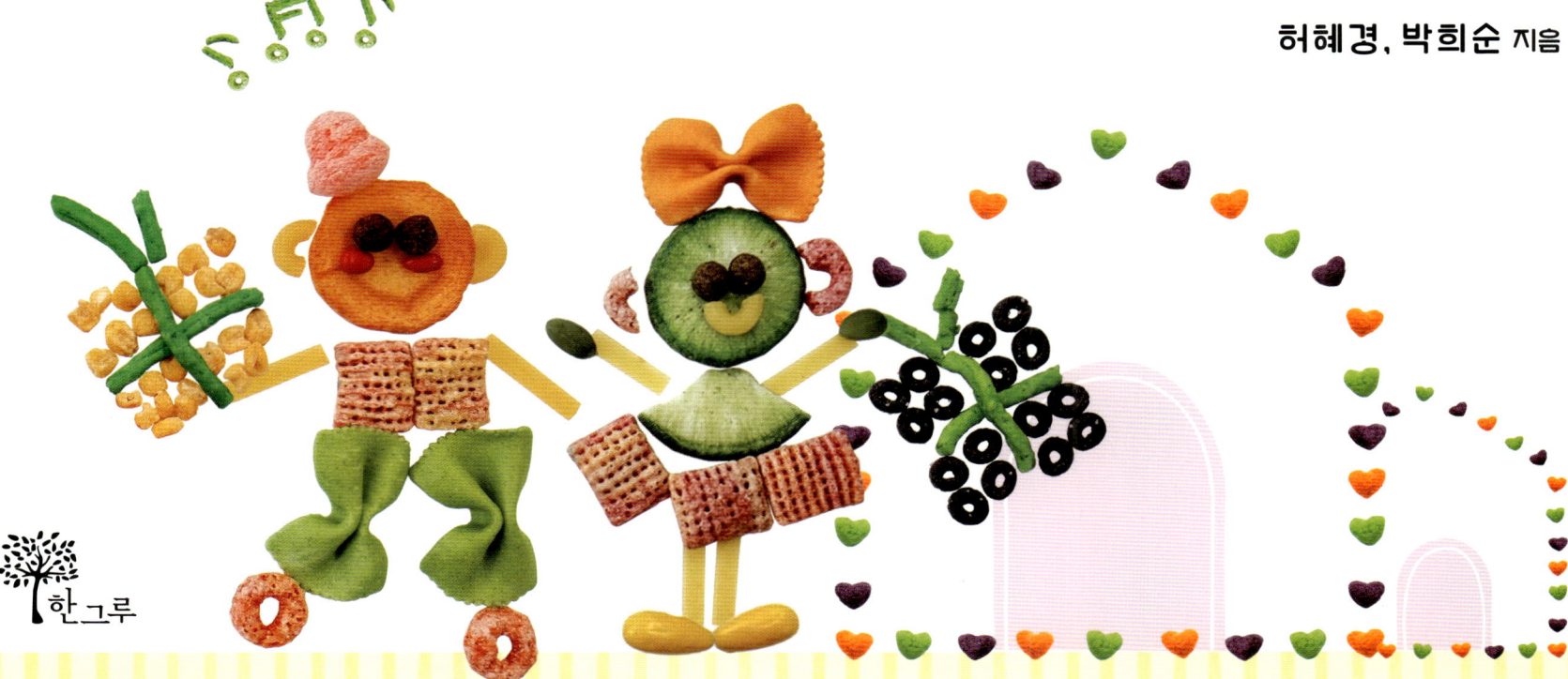

경계존중을 이해하는
그림책 활용법 3단계

STEP 01
읽고 가족, 친구들과 함께 그림책을 읽어보세요.

STEP 02
대화하고 경계존중에 대해 가족, 친구들과 대화해보세요.

STEP 03
활동하기 내 안의 경계에 대해 탐색해봐요.

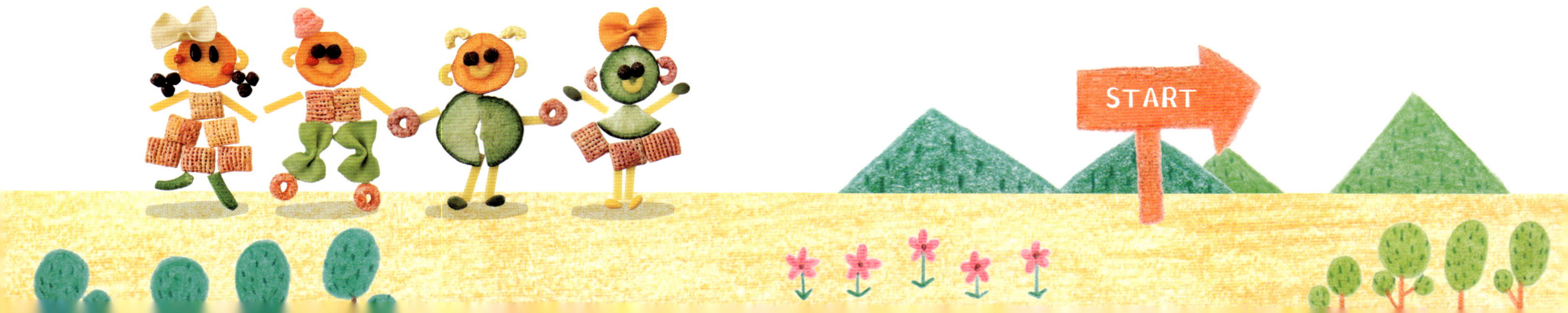

START

마음에 드는 선물을 한 가지 이상 선택해보세요.
내가 고른 선물을 마음에 안고 그림책을 읽어보세요.

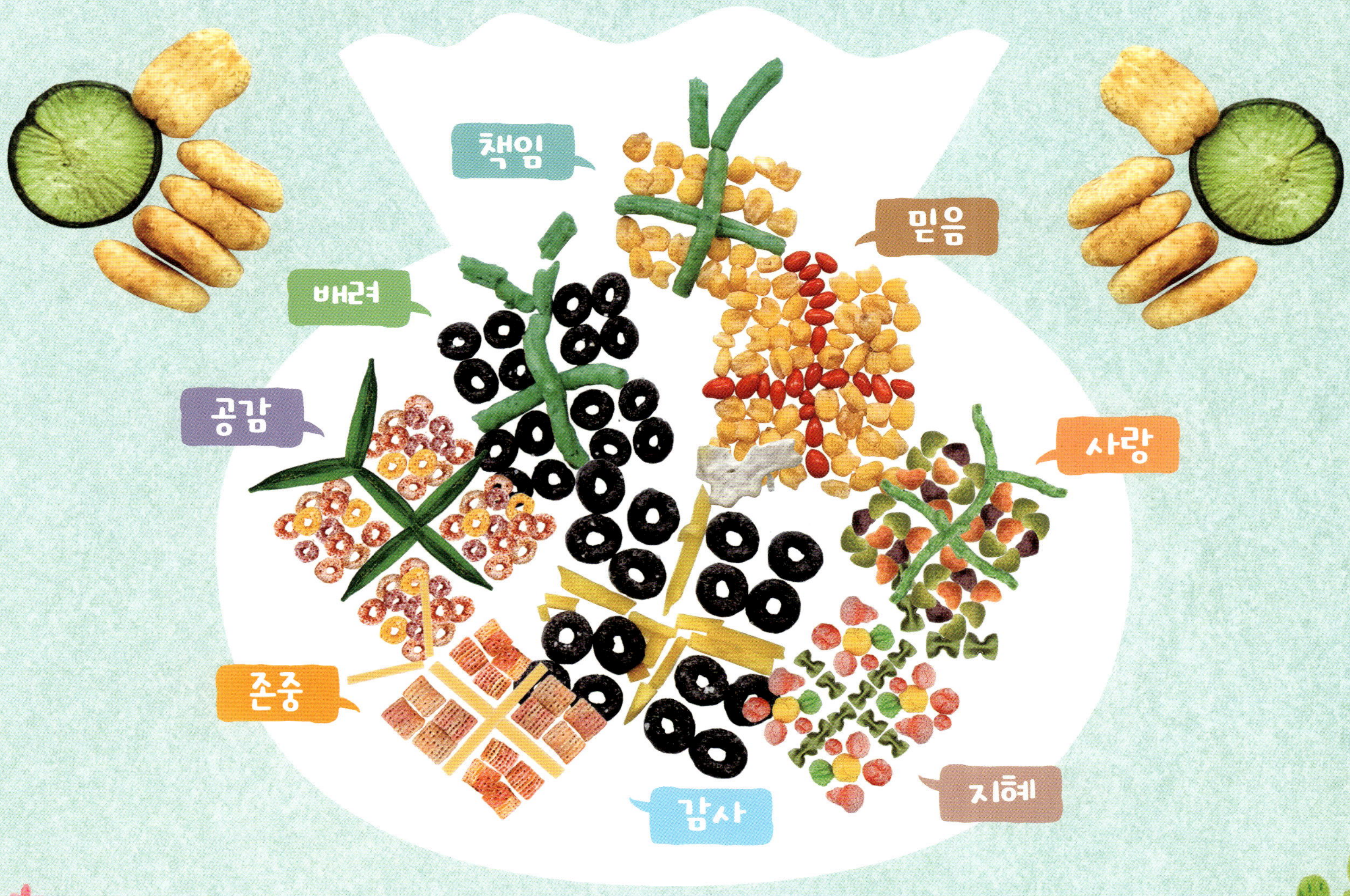

- 책임
- 믿음
- 배려
- 공감
- 사랑
- 존중
- 감사
- 지혜

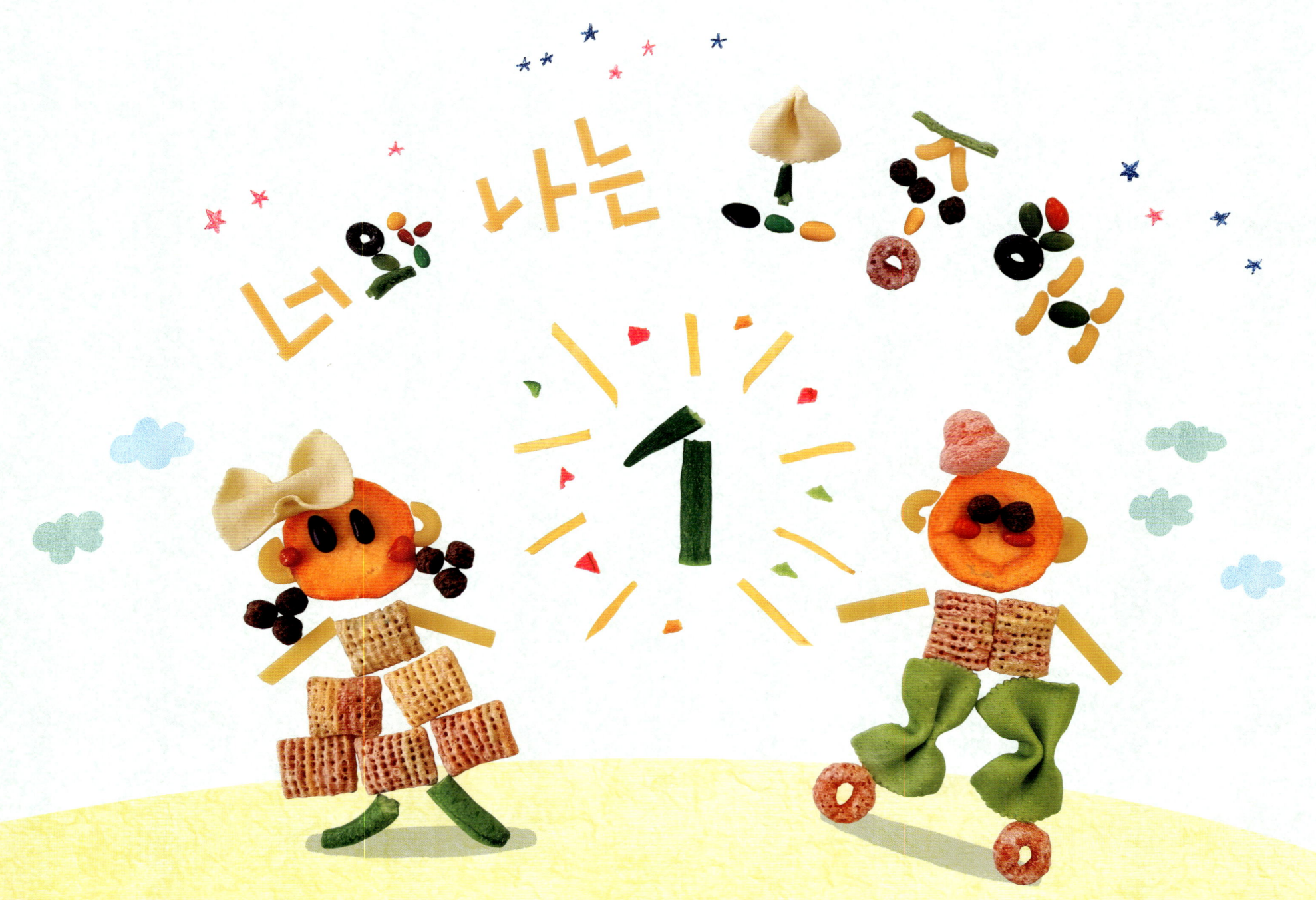

모든 사람은 세상에 하나뿐인 소중한 존재야.

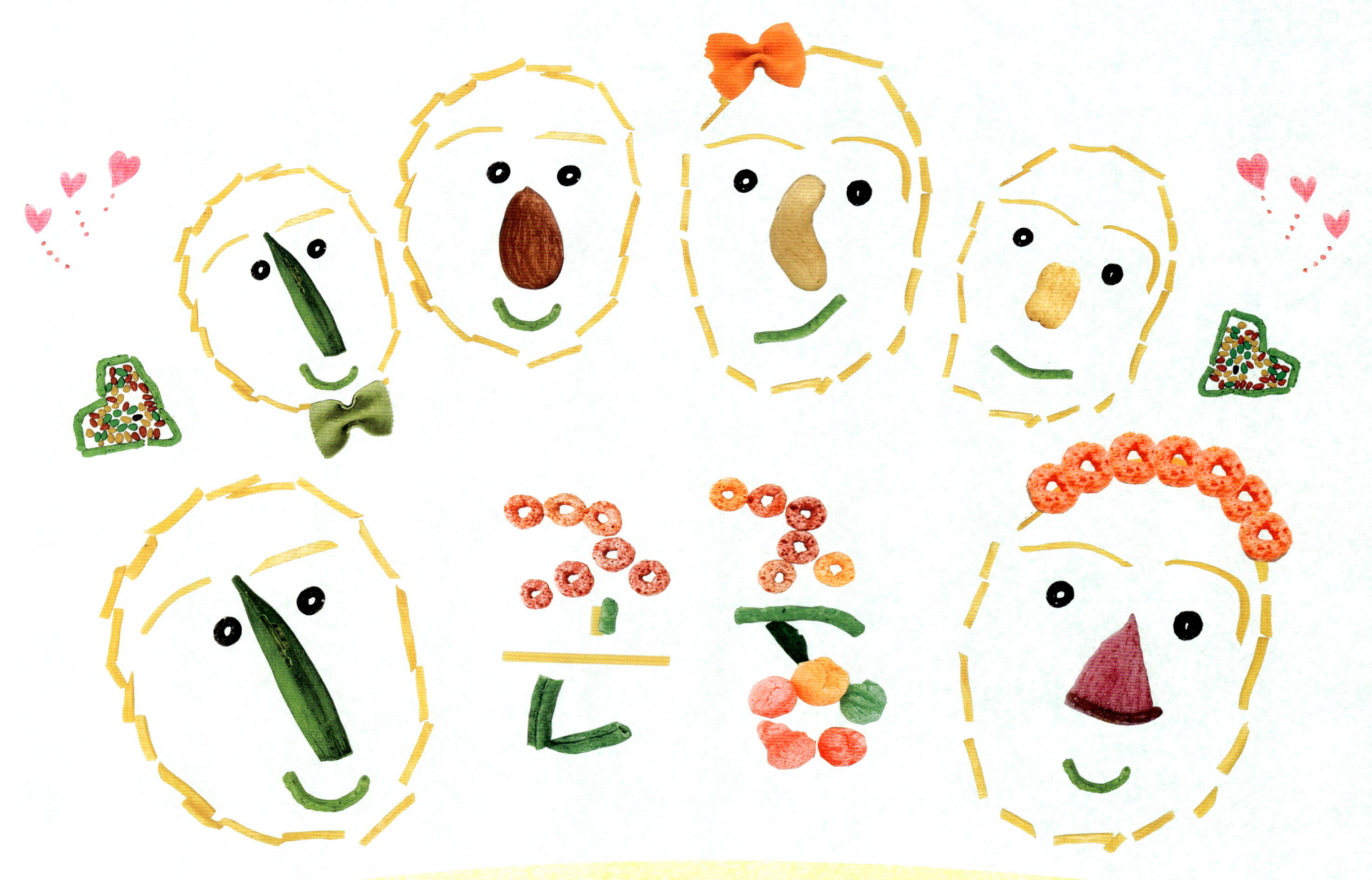

상대방을 있는 그대로 존중하고

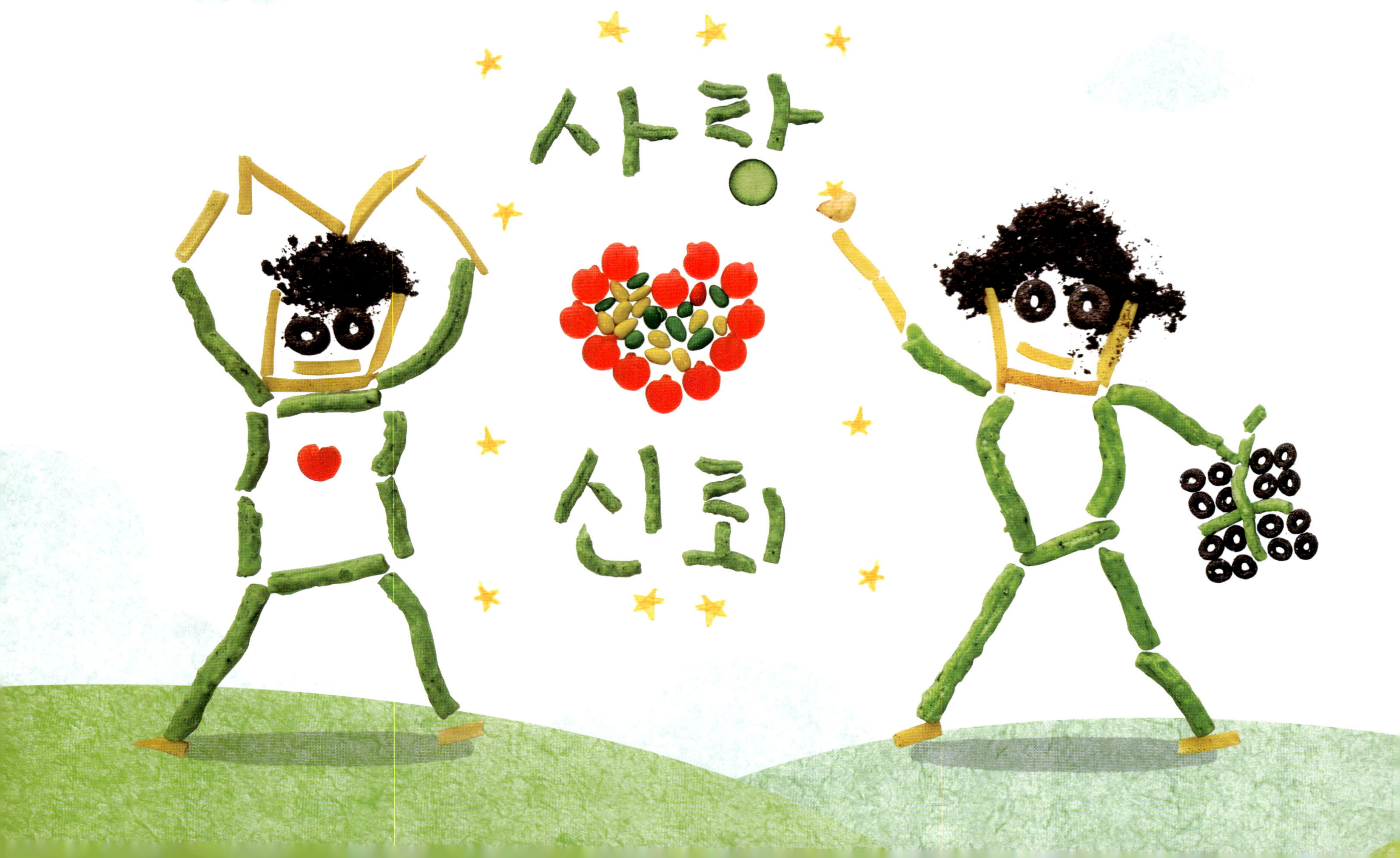

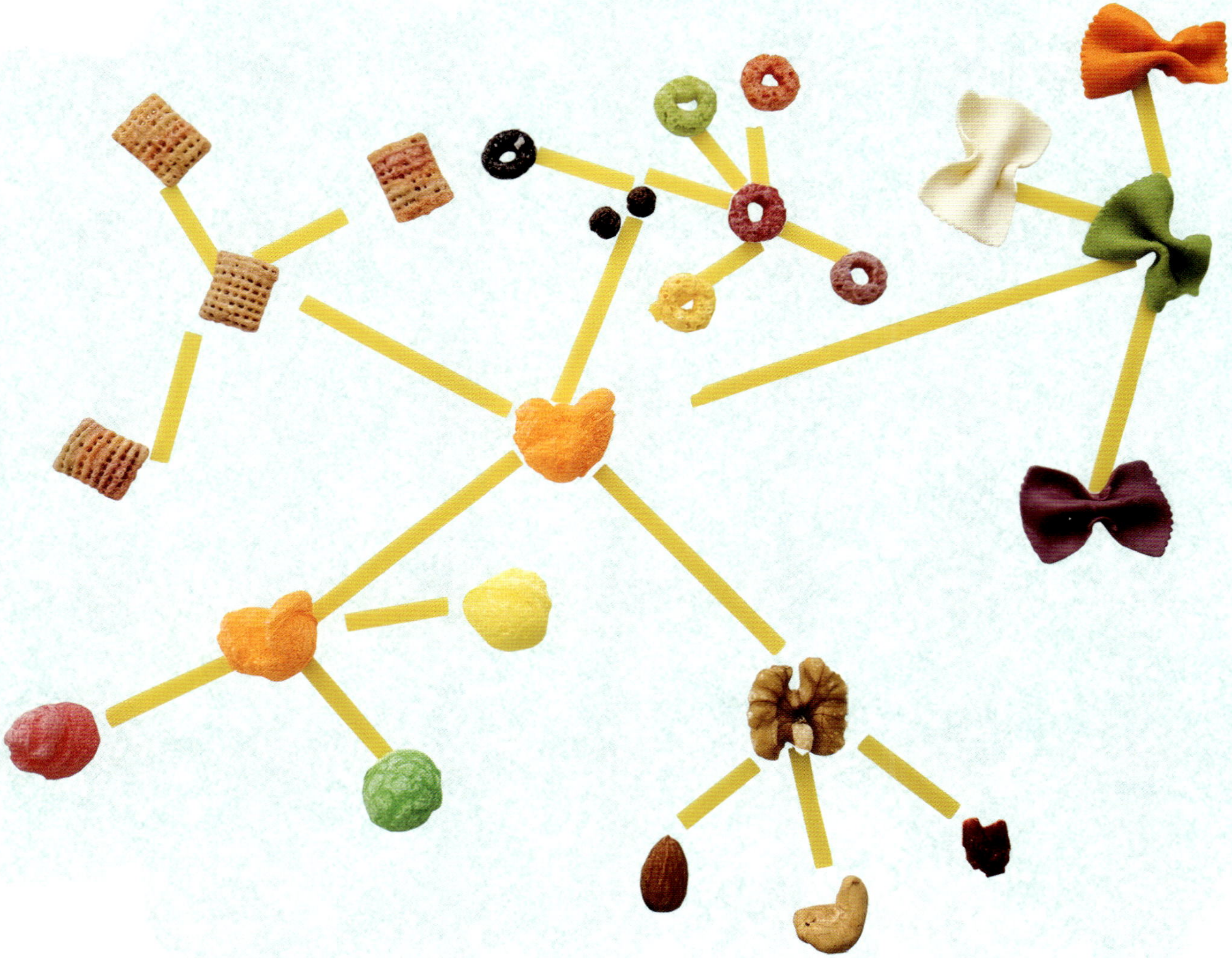

함께 더불어 살아간다는 건 참 중요하지.

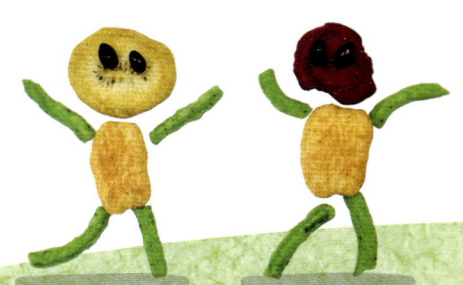

사람들은
모두 자신만의
경계가 있어.

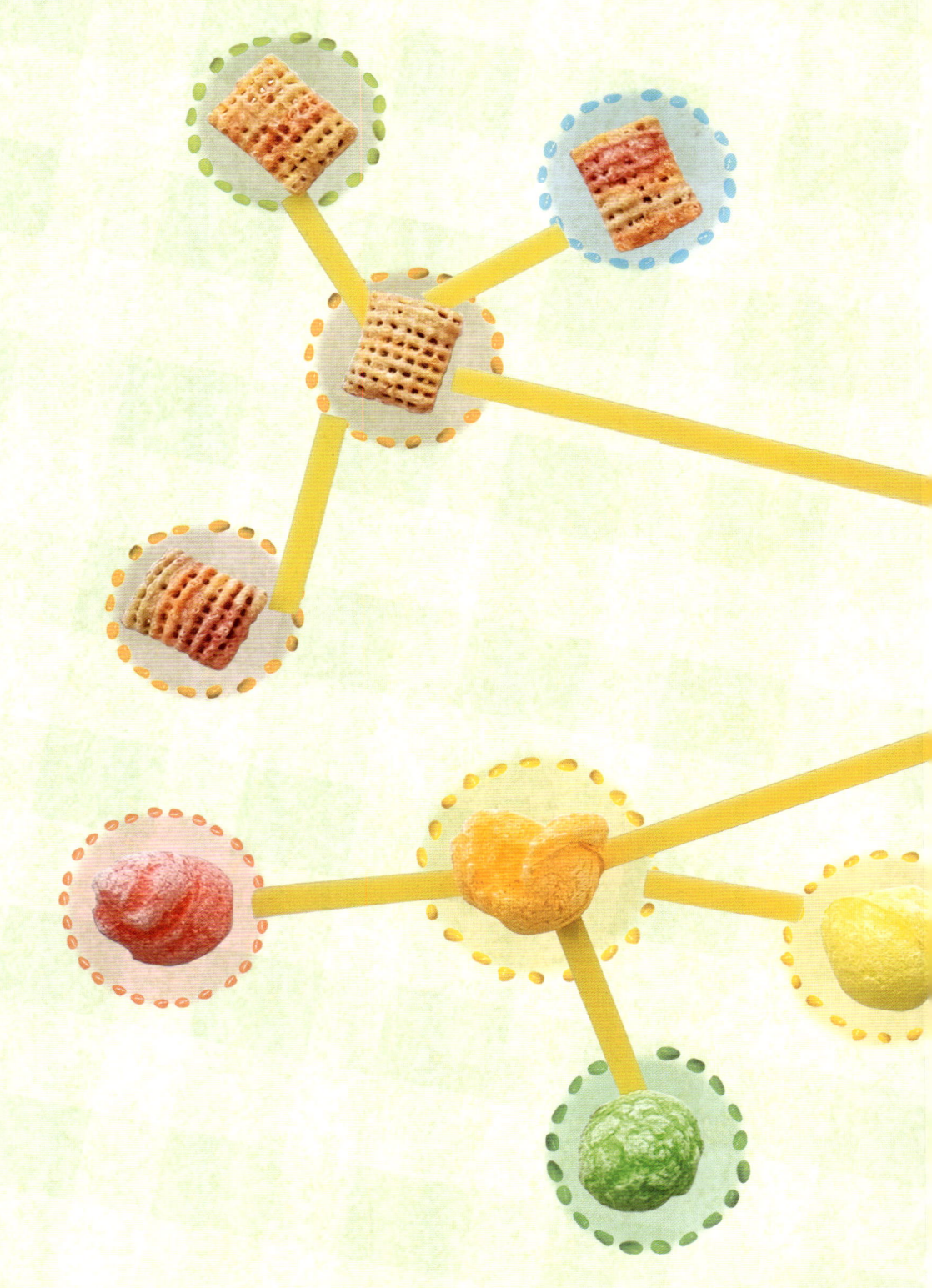

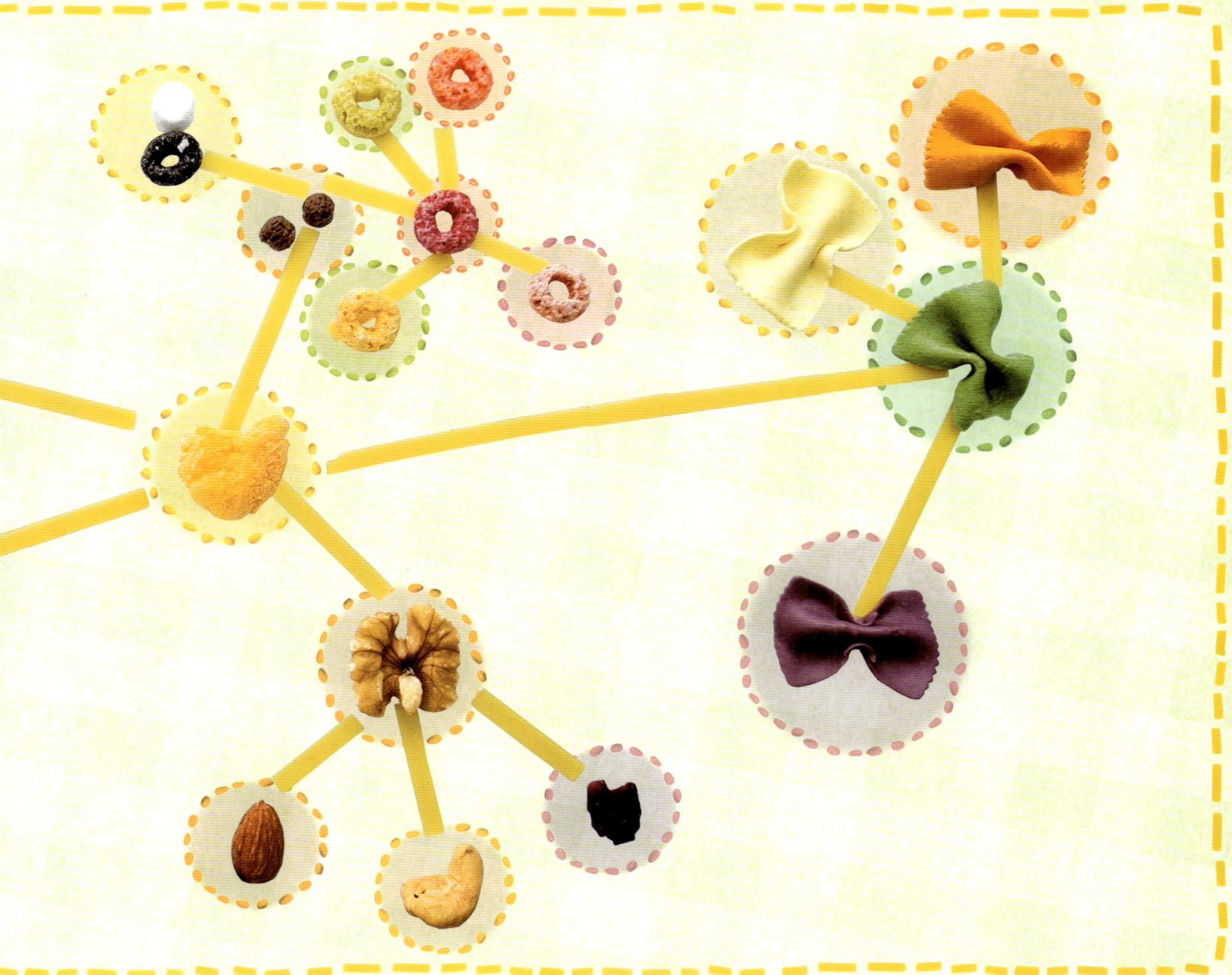

어서
들어오세요.

경계는 나를 감싸고 있는
투명 보호막이야.

경계의 색깔, 모양, 크기는
내가 결정할 수 있어.

경계 안에 들어올 수 있는 사람도
내가 선택할 수 있지.

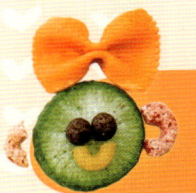
어떤 상황에서의 경계일까? 어떤 느낌이 들어?

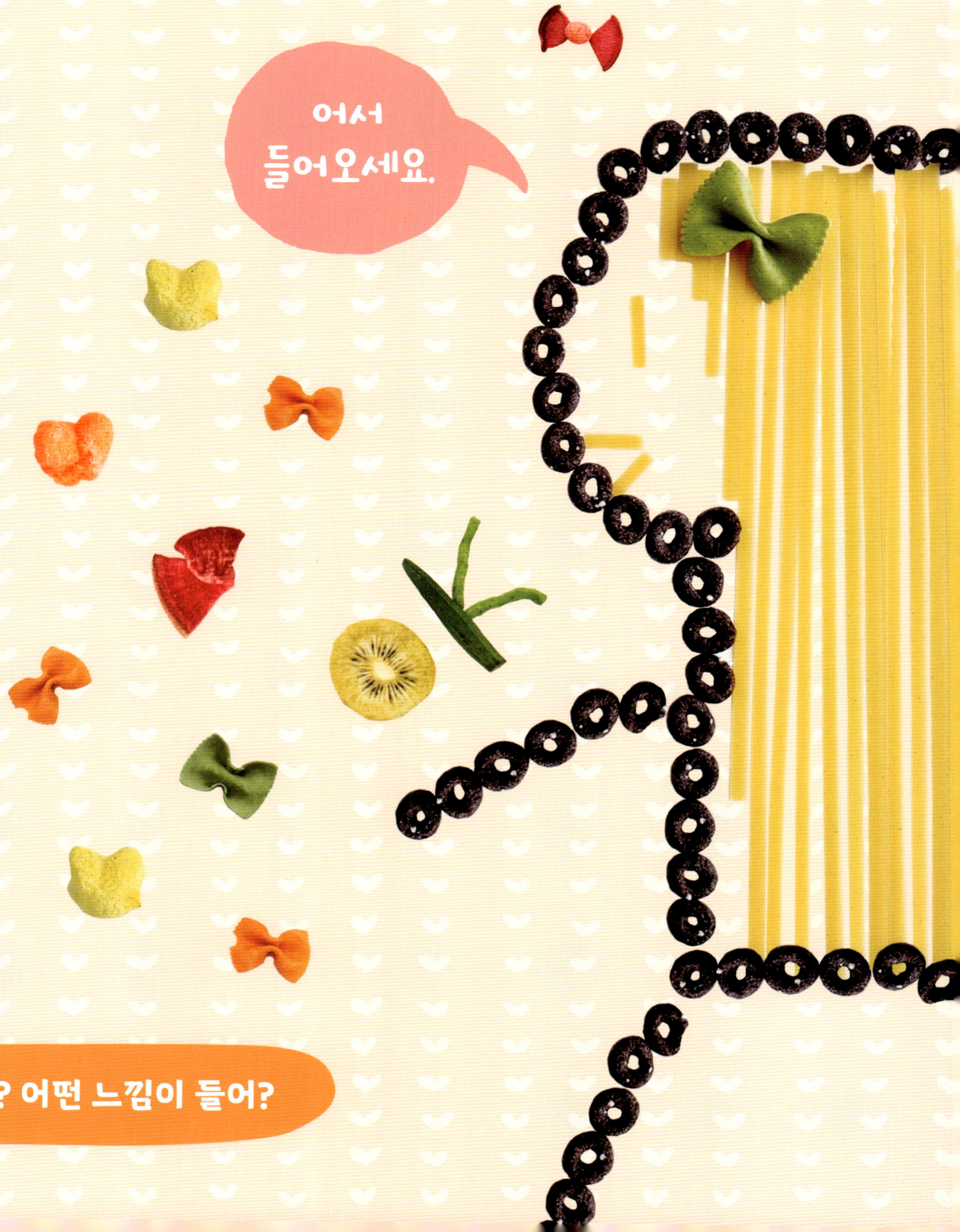

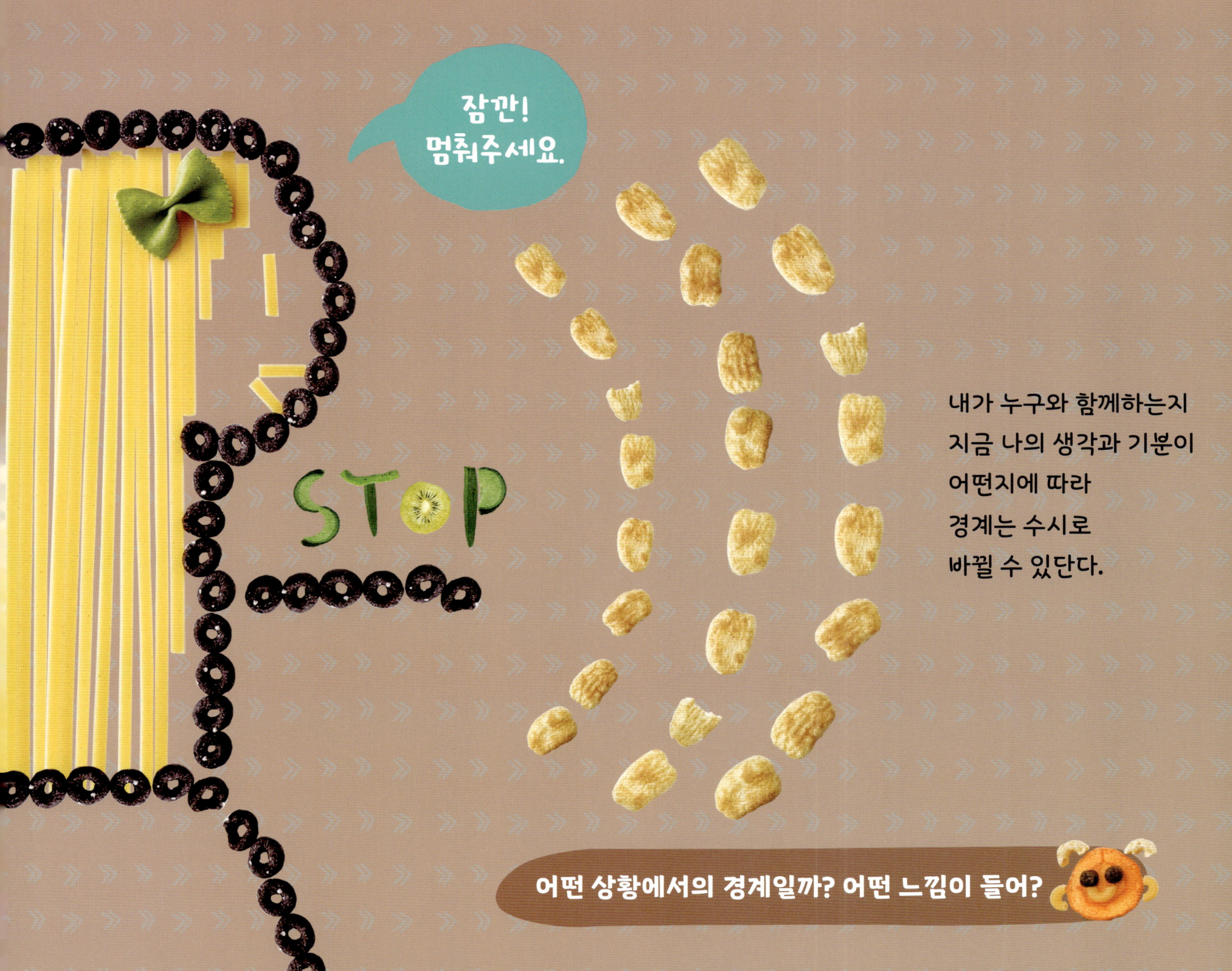

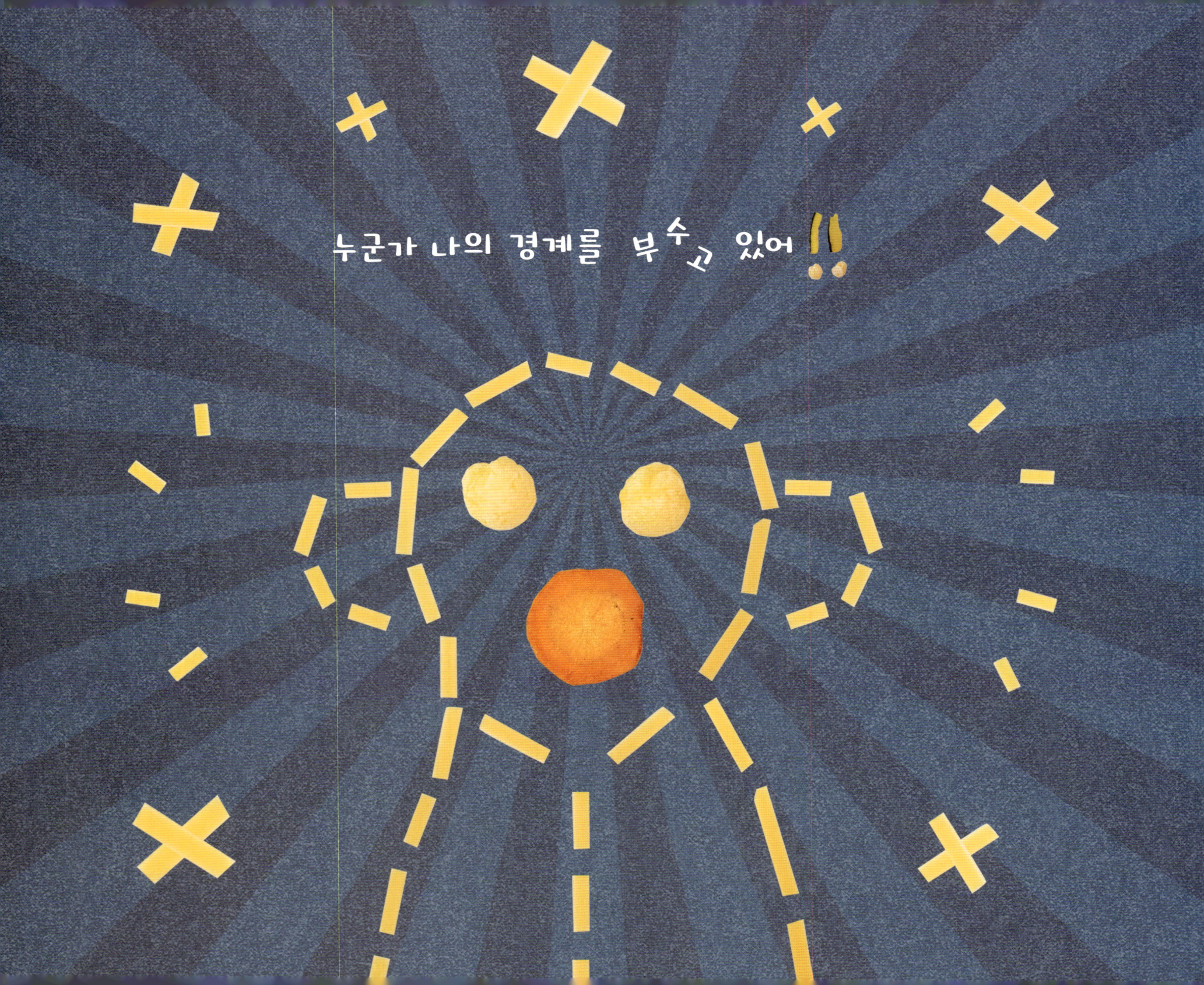

내가 허락하지 않은 사람이
강제로 경계를 부수고 넘어오는 것을

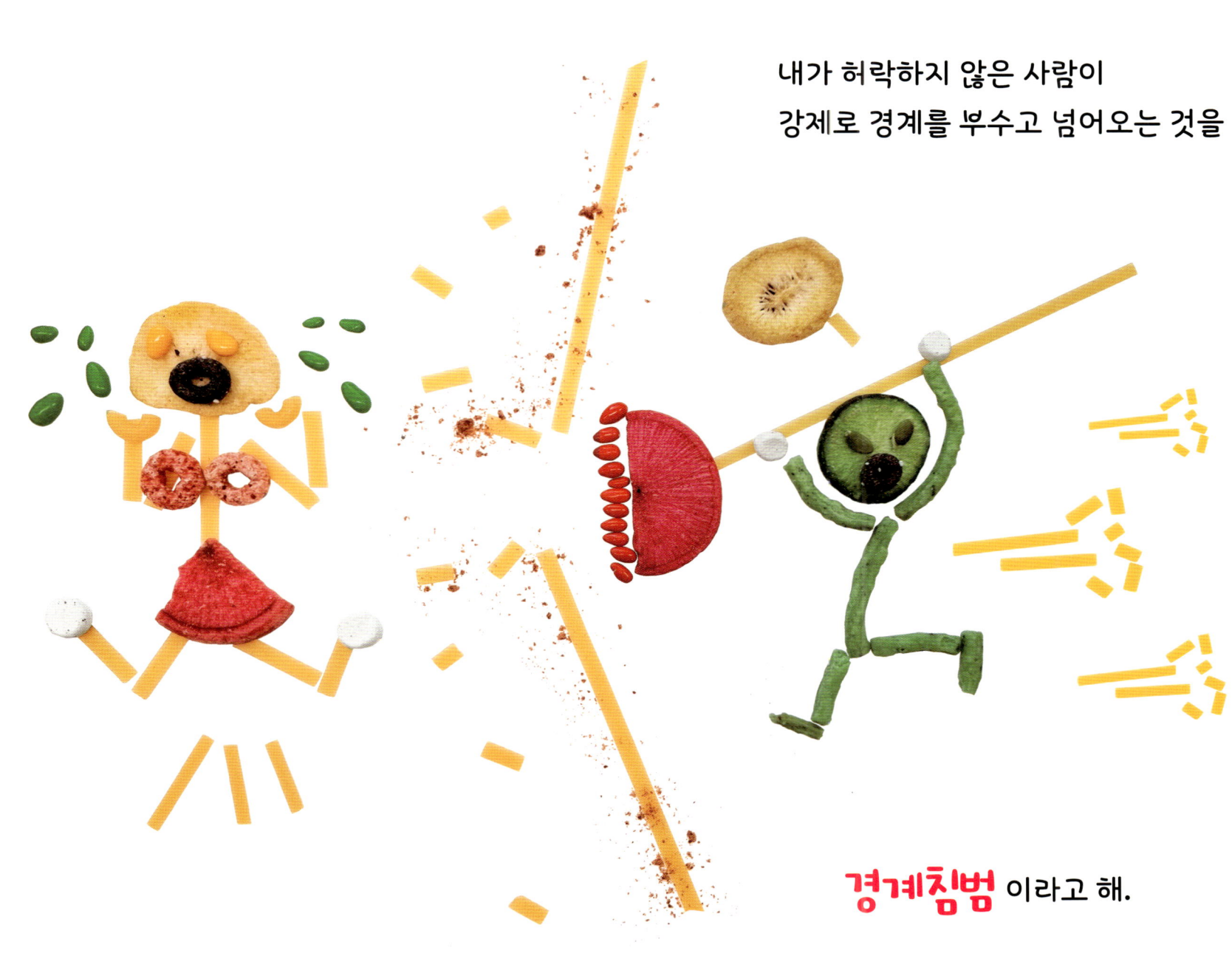

경계침범 이라고 해.

그리고

동의 없이
누군가의 경계를
침범해서

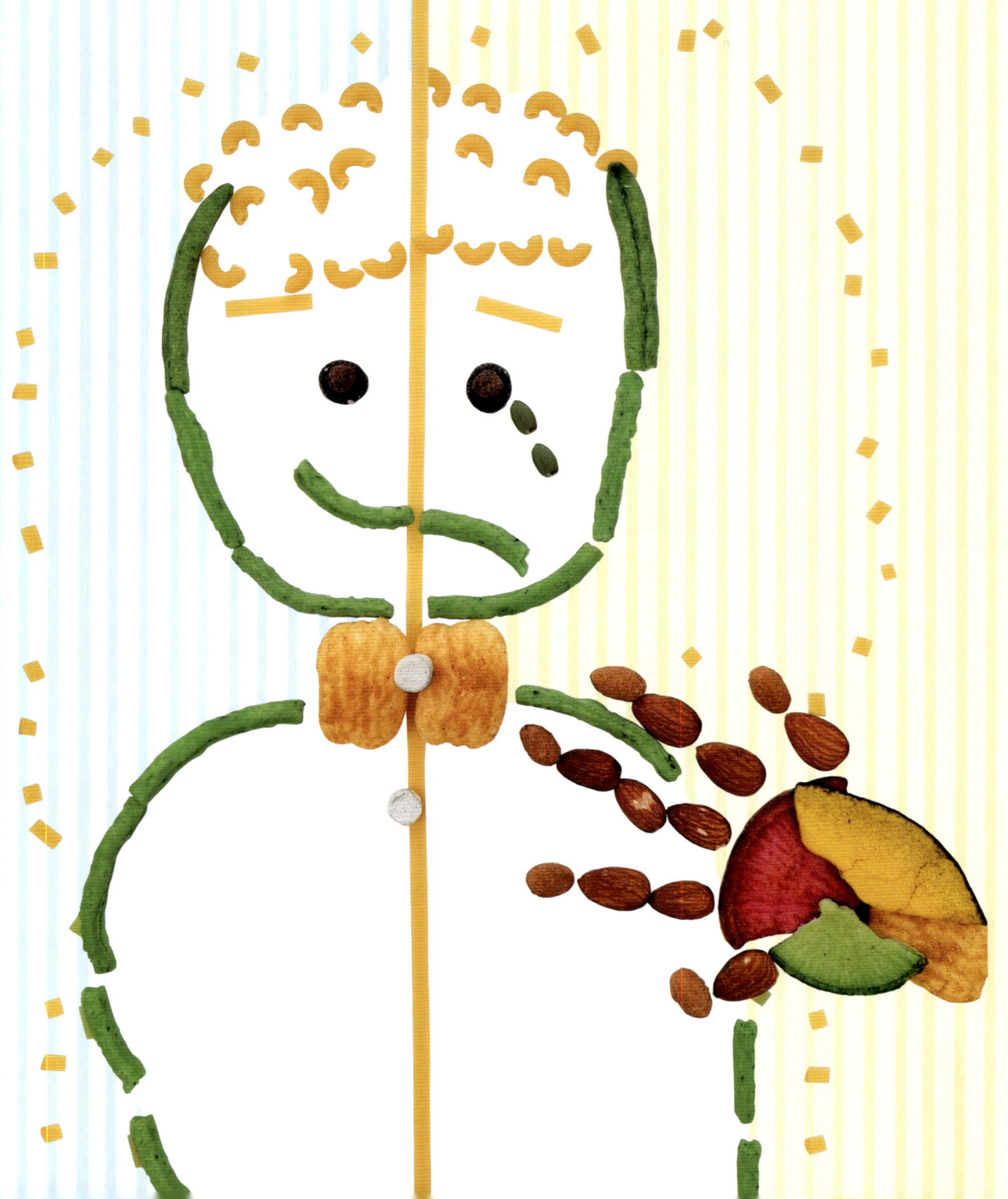

성과 관련된
불편한 말과 행동으로

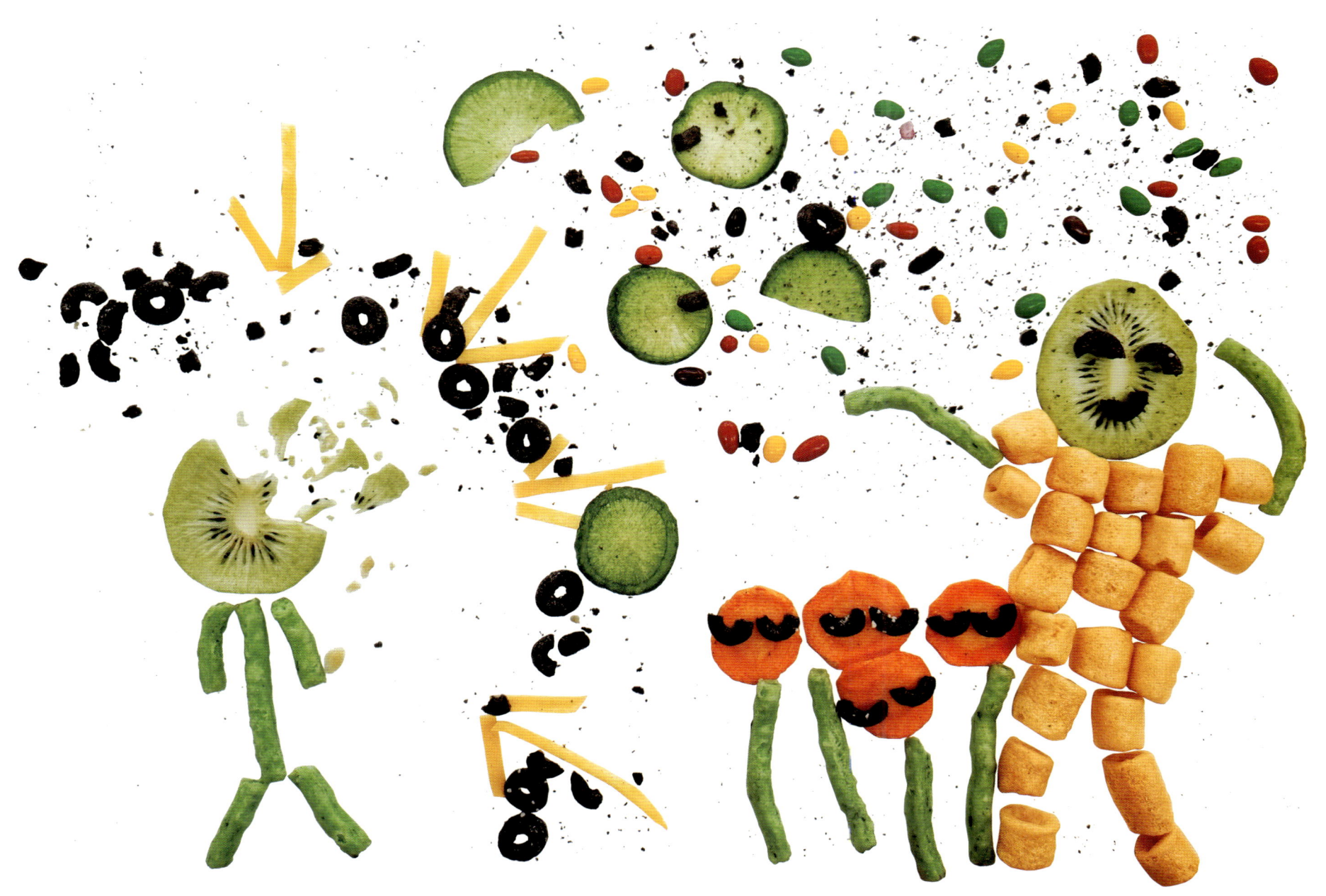

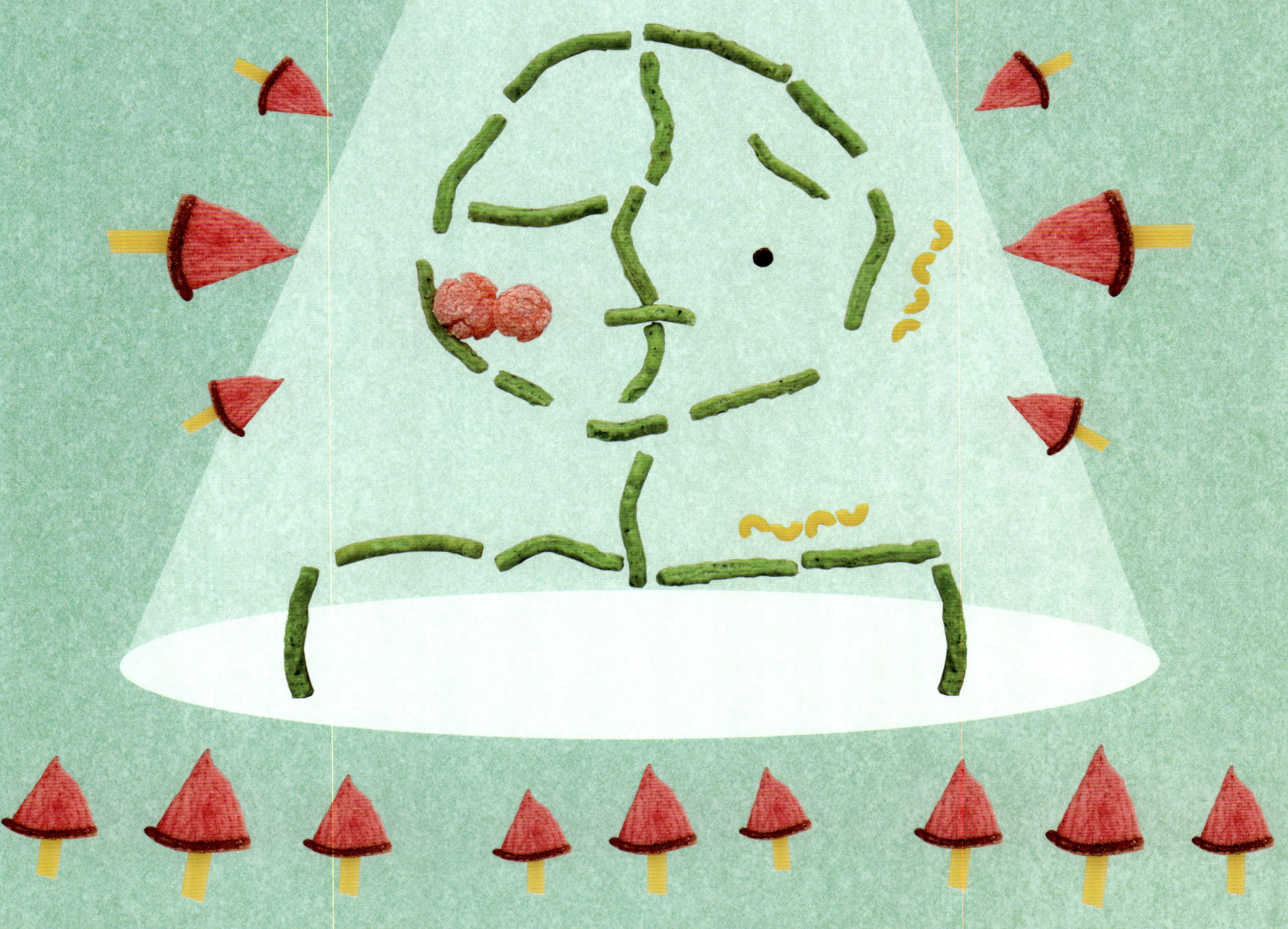

상대방의 몸과 마음을
아프게 하는 것을
성폭력이라고 한단다.

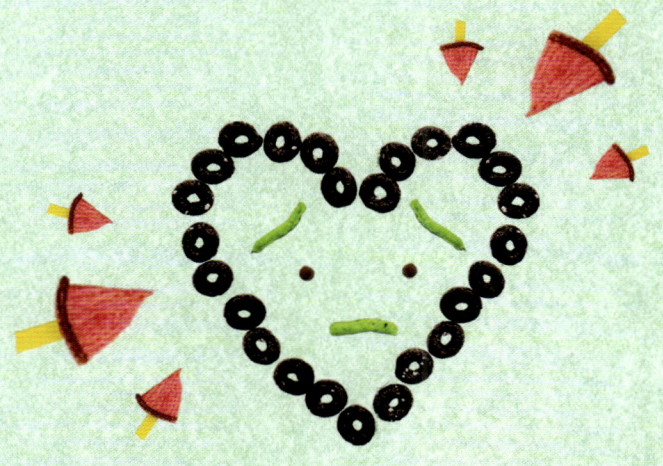

몸과 마음을 아프게 할 수 있는
성과 관련된 말과 행동에는
어떤 것들이 있을까?

예를 들면

남의 몸을
함부로 만지거나
접촉하는 것

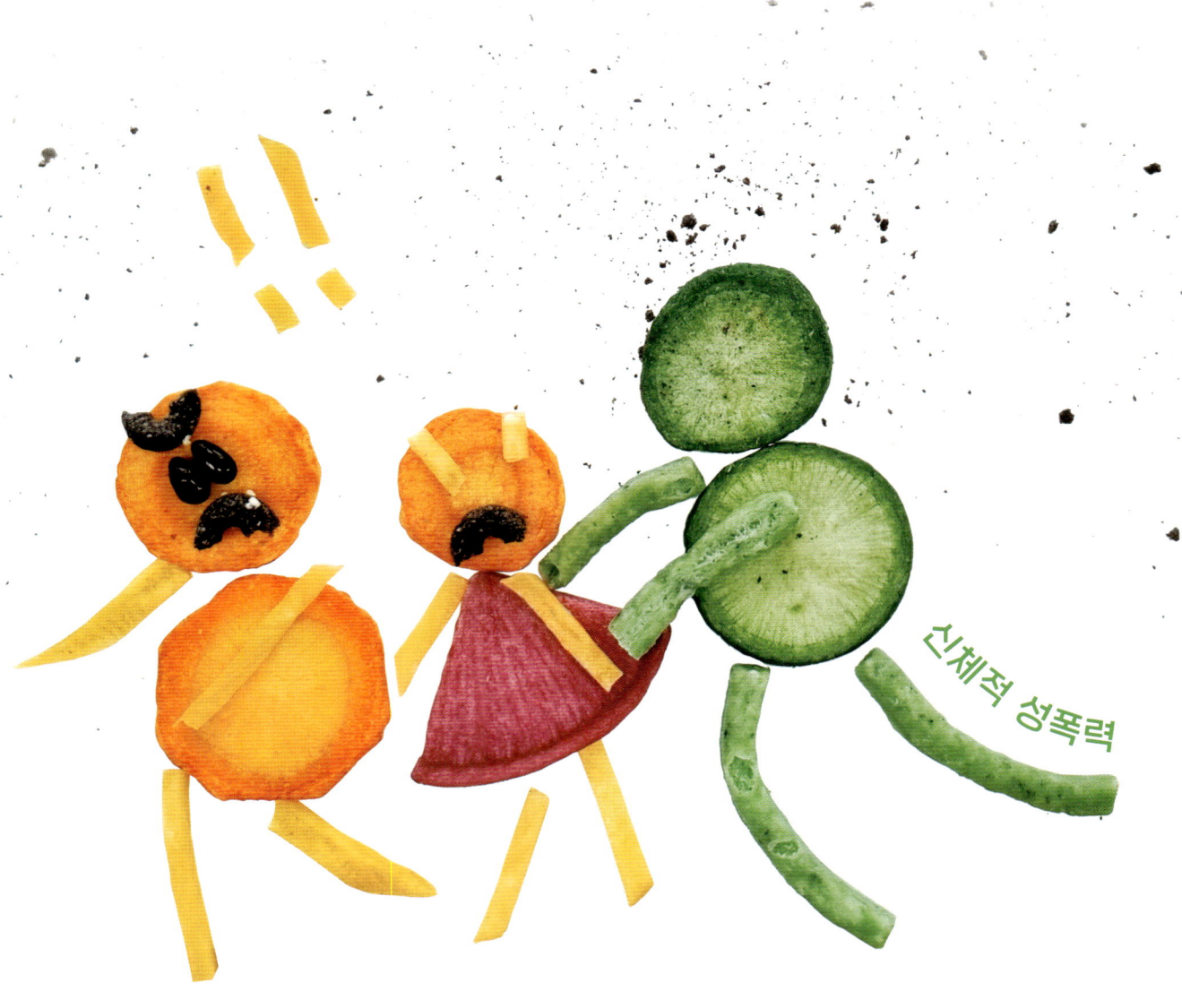

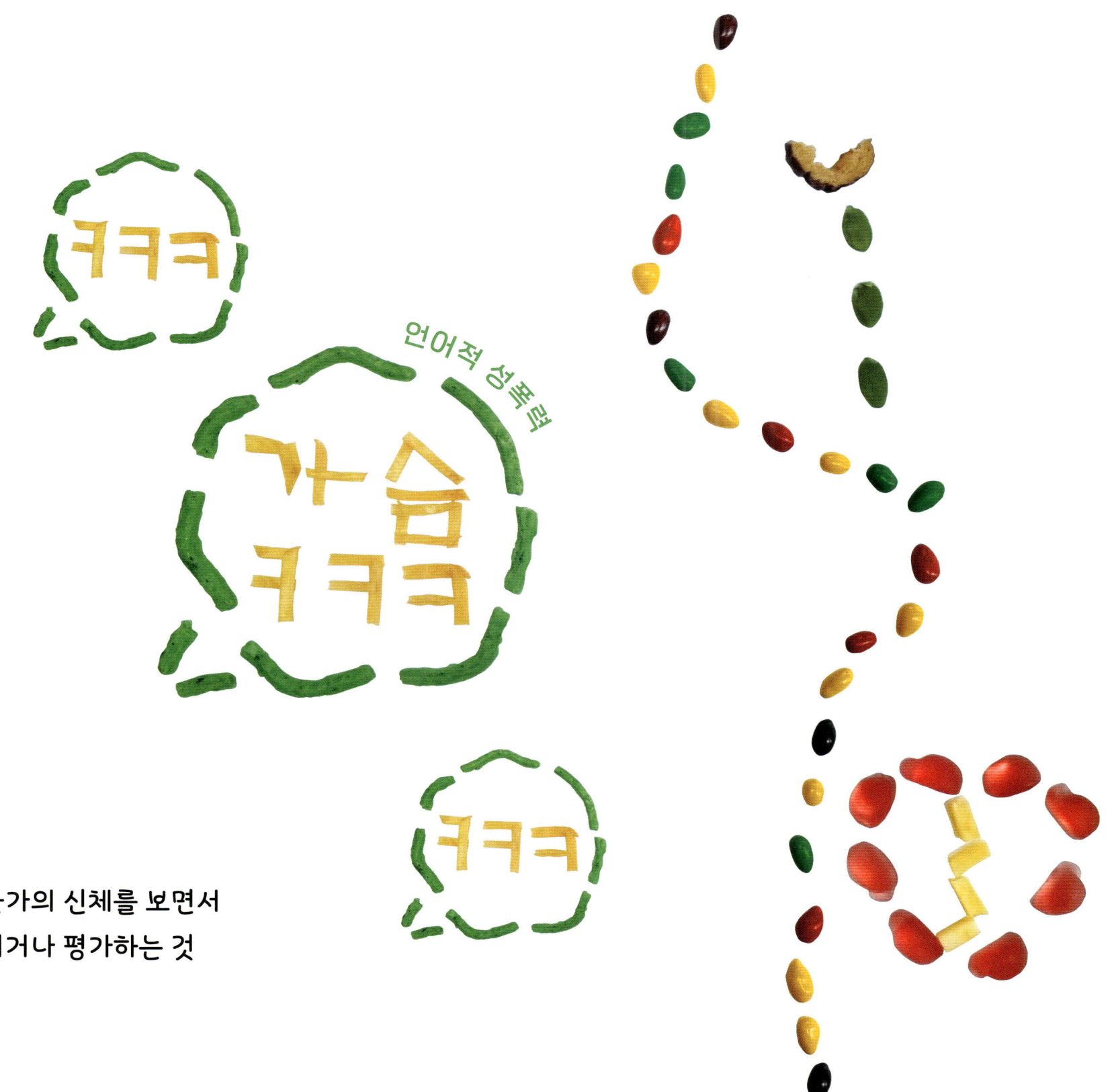

누군가의 신체를 보면서
놀리거나 평가하는 것

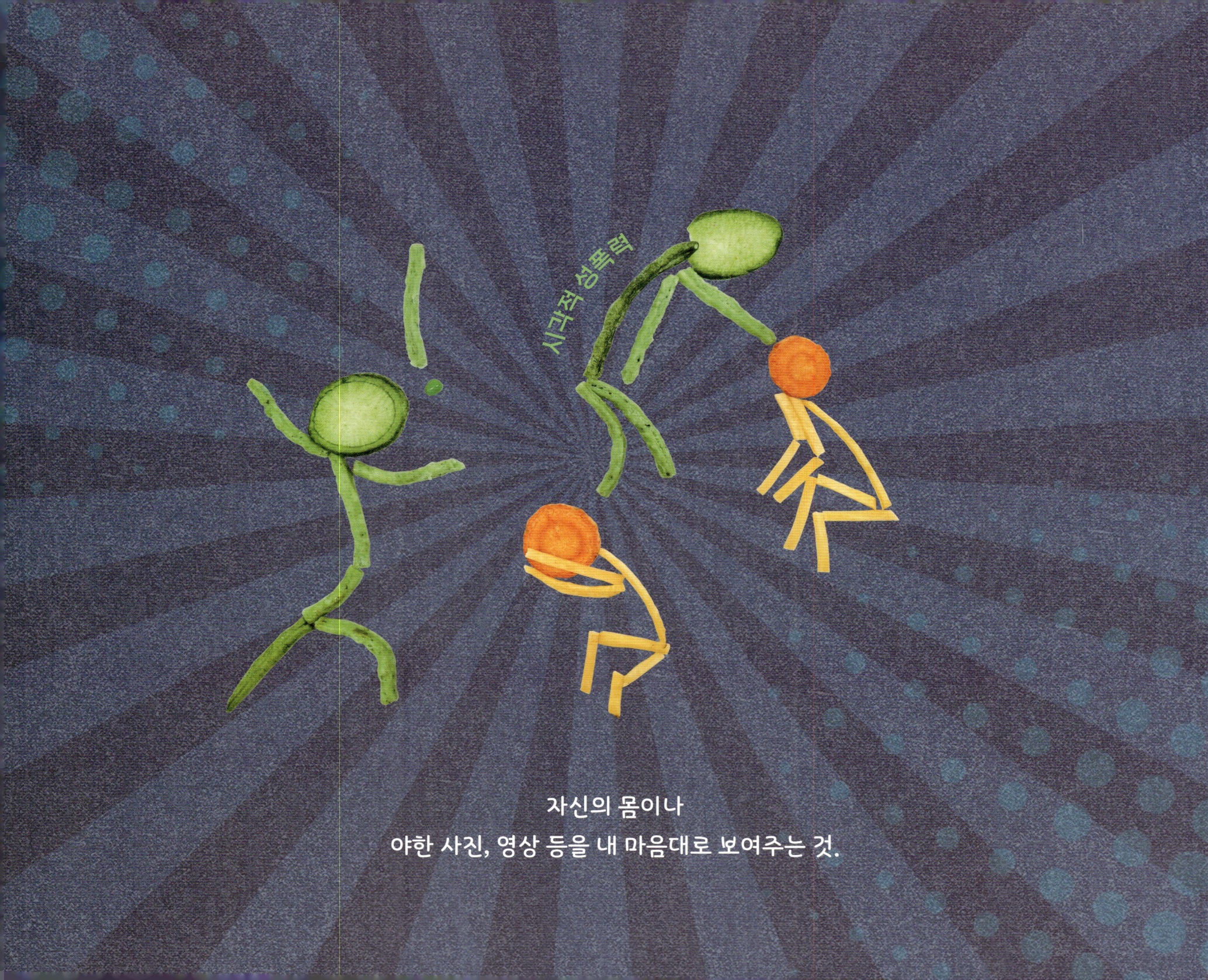

자신의 몸이나
야한 사진, 영상 등을 내 마음대로 보여주는 것.

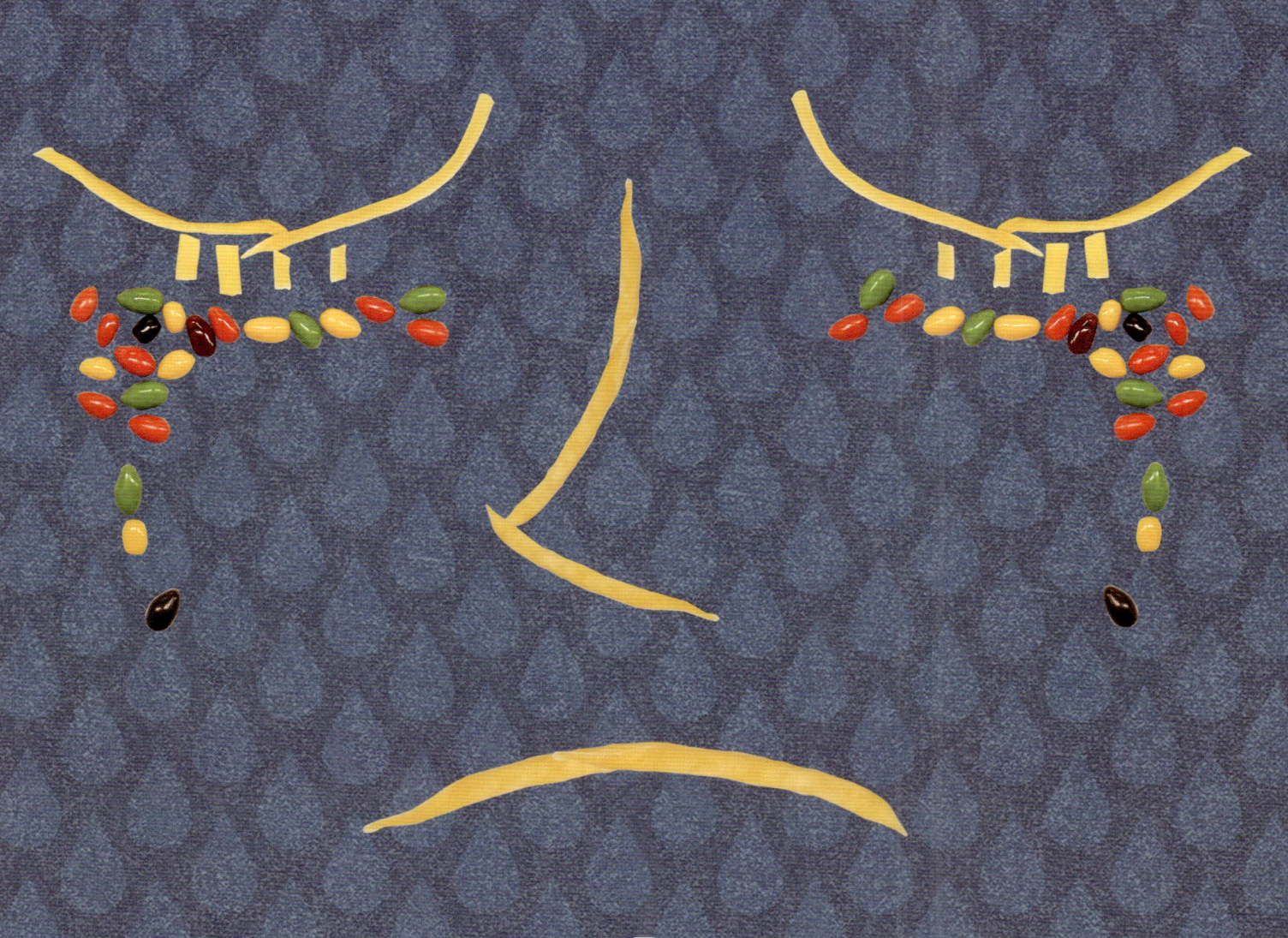

모두
성폭력이 될 수 있어.

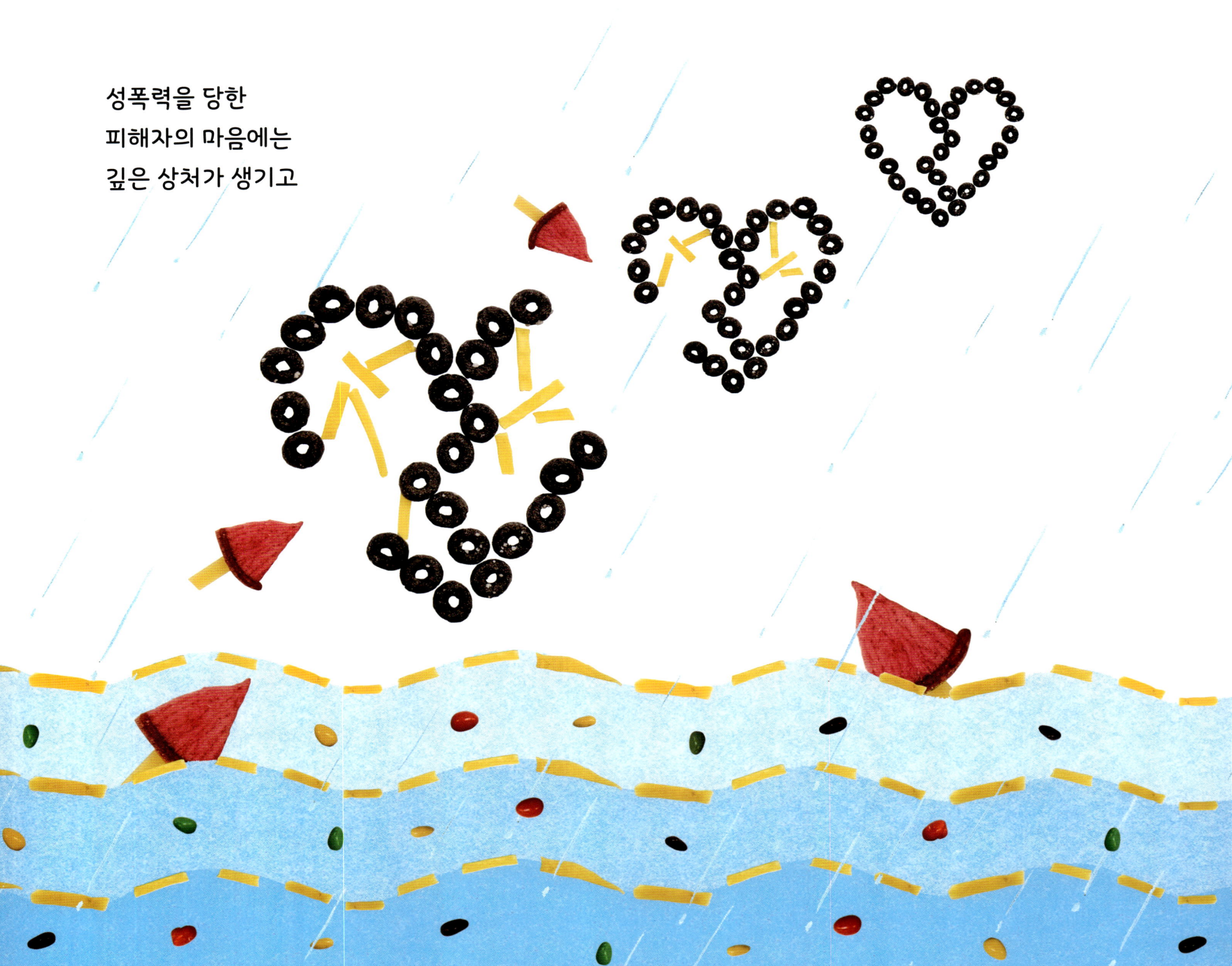

성폭력을 당한
피해자의 마음에는
깊은 상처가 생기고

눈물로 가득 찬 마음속 바다 위에서 슬픔과 혼란스러움을 느끼게 돼.

누군가를 불편하게
만드는 말과 행동은
경계를 **침범**하는 일이야.

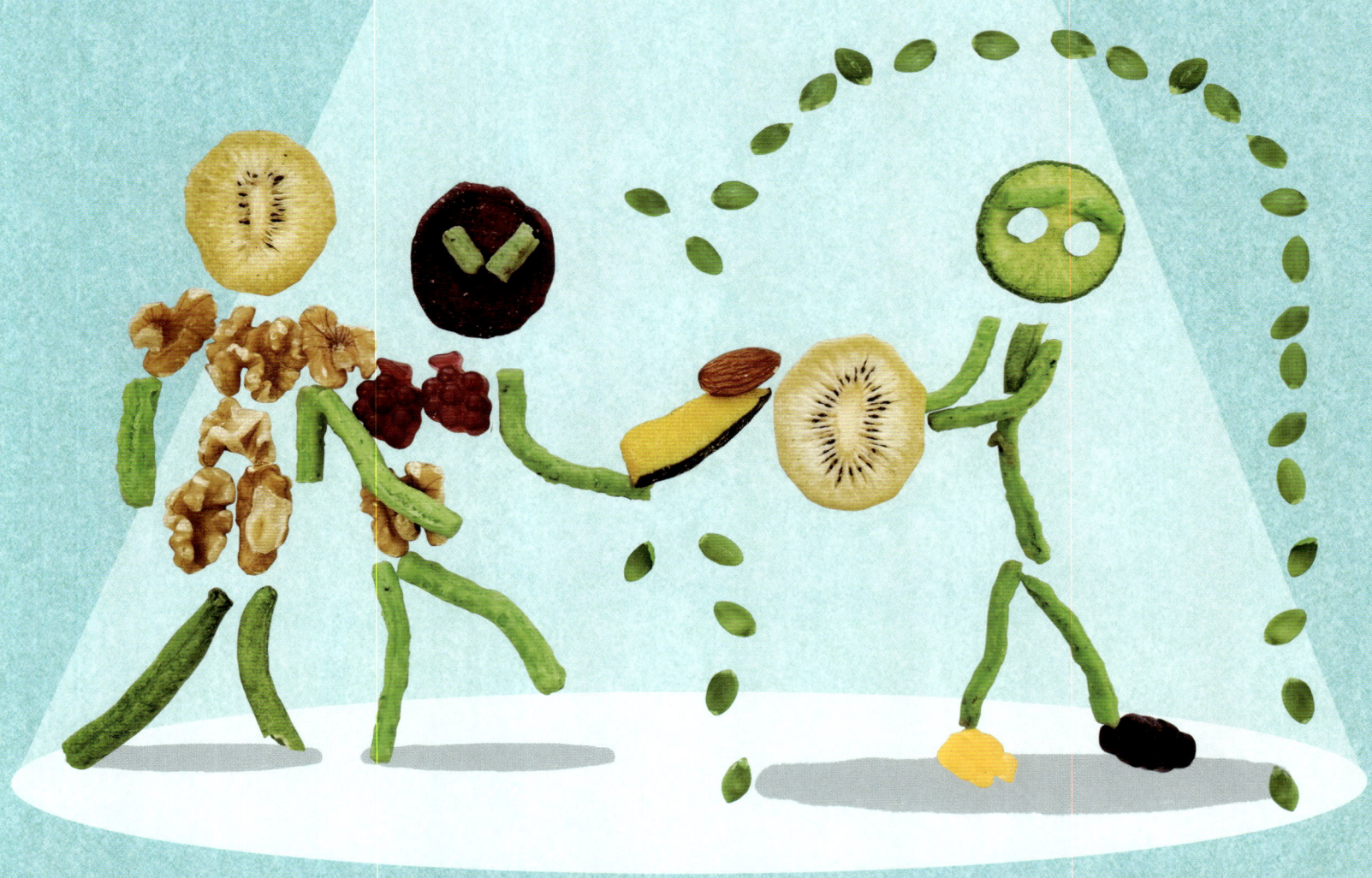

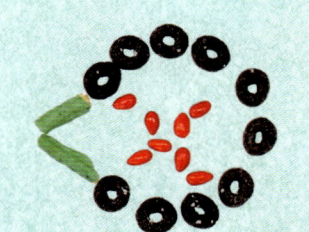
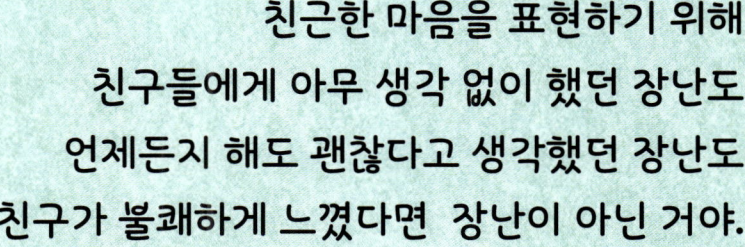

친근한 마음을 표현하기 위해
친구들에게 아무 생각 없이 했던 장난도
언제든지 해도 괜찮다고 생각했던 장난도
친구가 불쾌하게 느꼈다면 장난이 아닌 거야.

상황에 따라 성폭력이 될 수 있어.

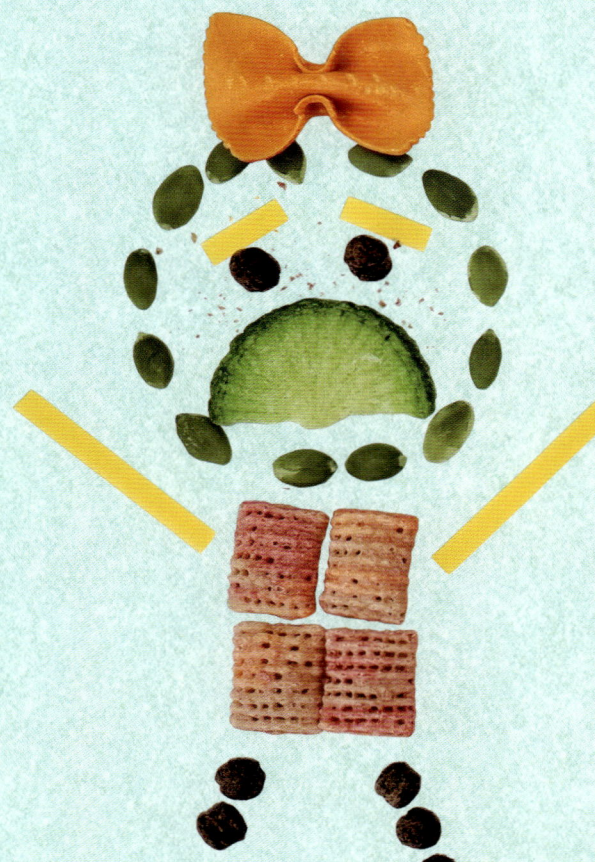
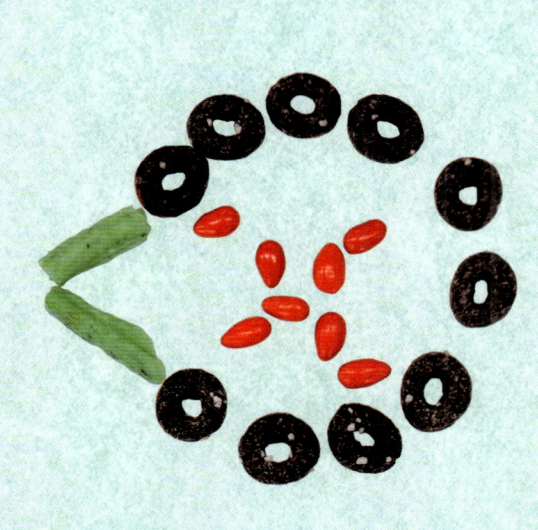
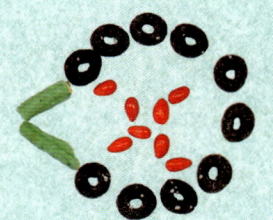
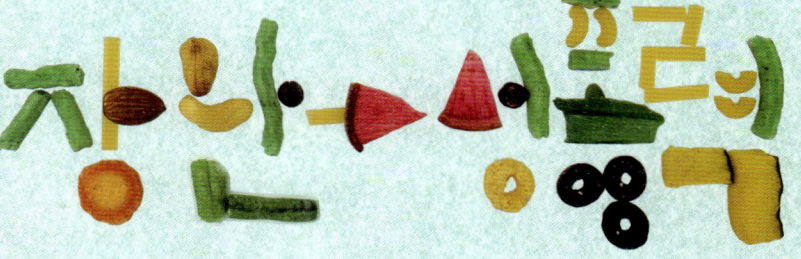

그렇기 때문에
우리는 누군가의 경계를 넘어가기 전,
반드시 '동의'를 구해야 해.

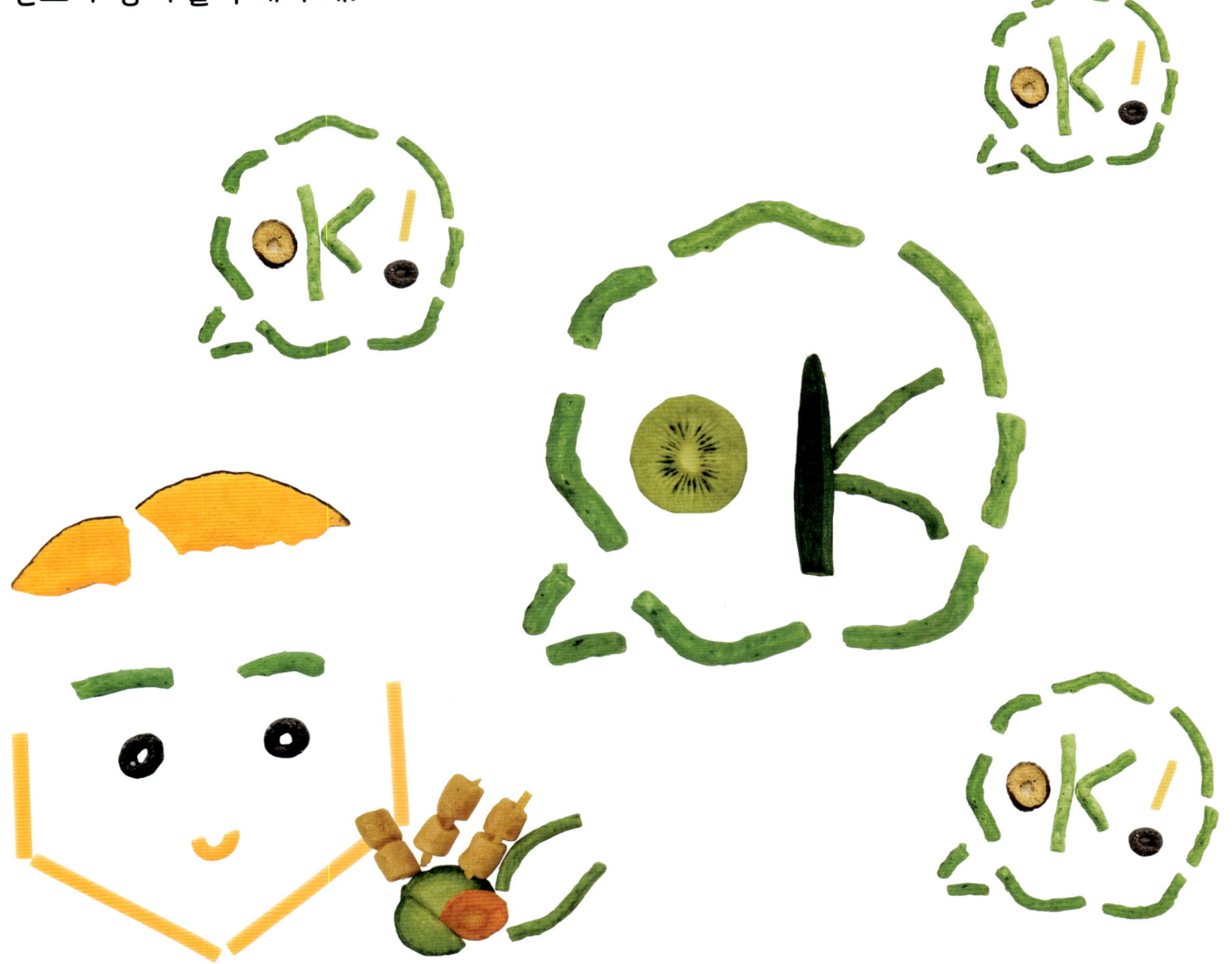

아니.
마음이 불편해.

응! 좋아.

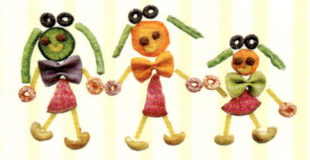

아니.
동의하지 않아.

"내가 너의 손을 잡아도 될까?"

"너와 함께 찍은 사진을 SNS에 올려도 될까?"

"내가 너를 ○○○이라고 불러도 될까?"

"너의 방에 들어가도 될까?"

응. 괜찮아.

아니.
원하지 않아.

응! 동의해.

그리고 상대방이 너의 말과 행동을 거부하면
불편한 감정을 존중하고
그 행동을 즉시 중지해야 한단다.

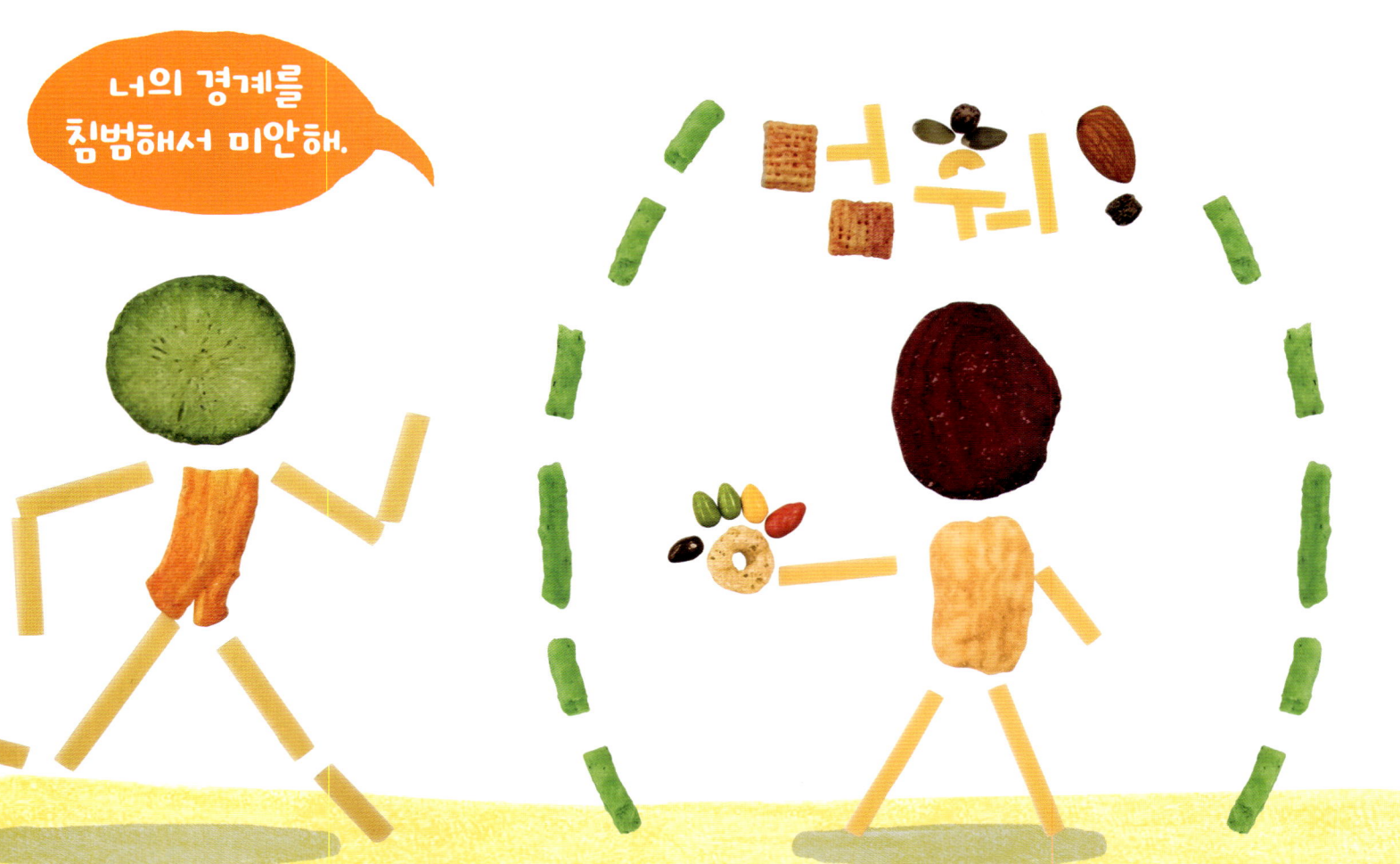

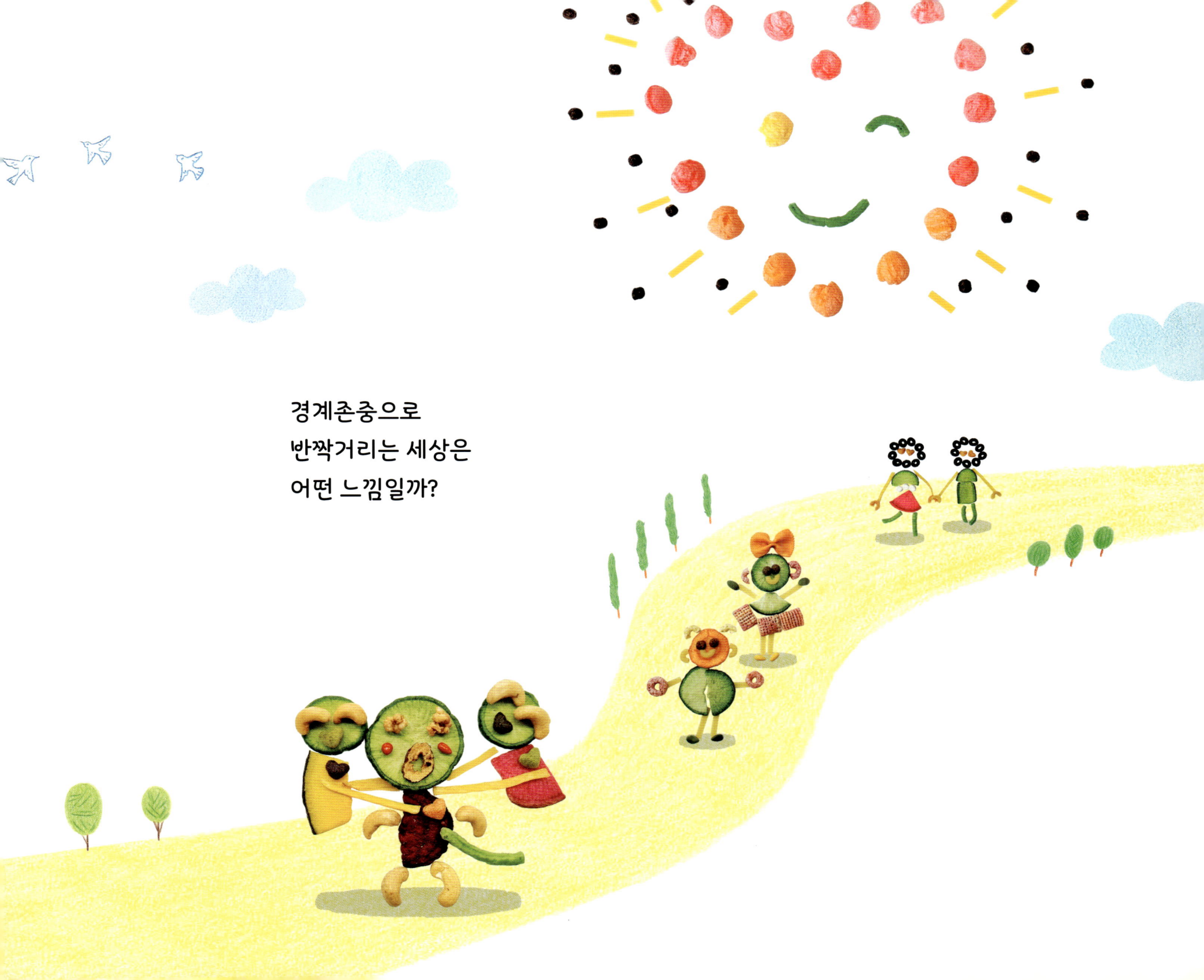

경계존중으로
반짝거리는 세상은
어떤 느낌일까?

서로의 경계가 손을 잡는
교감의 향기가 가득한 가정

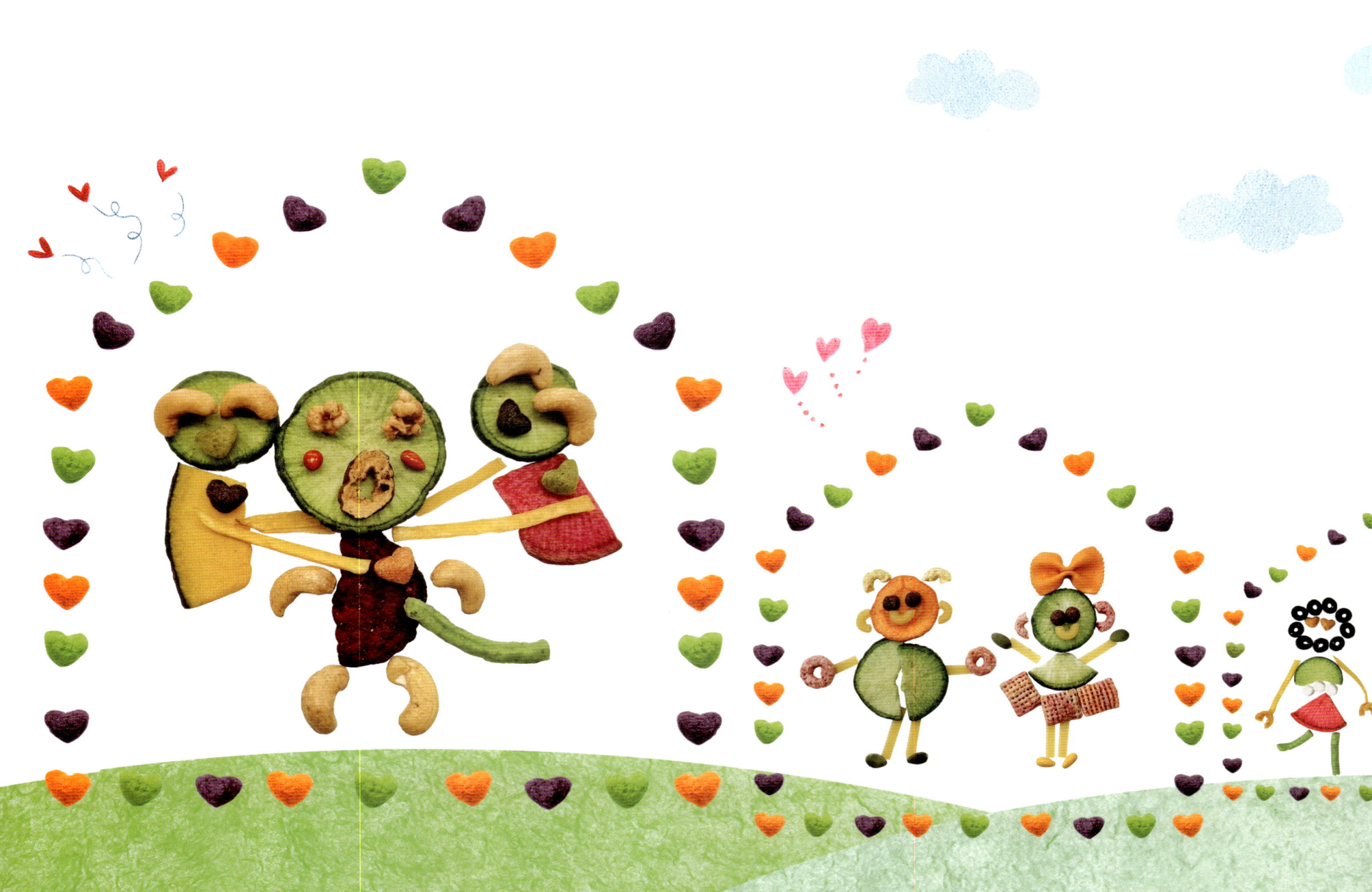

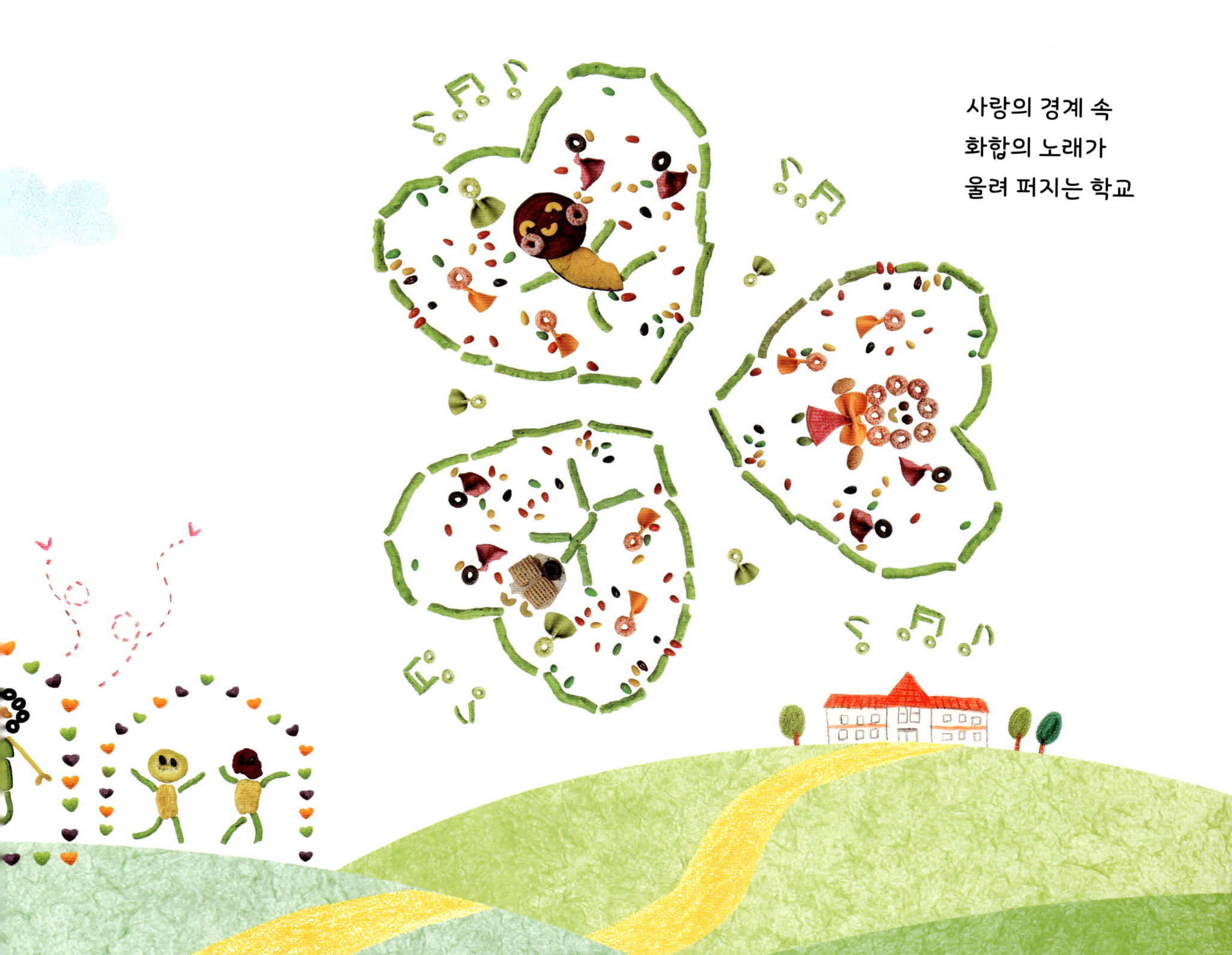

사랑의 경계 속
화합의 노래가
울려 퍼지는 학교

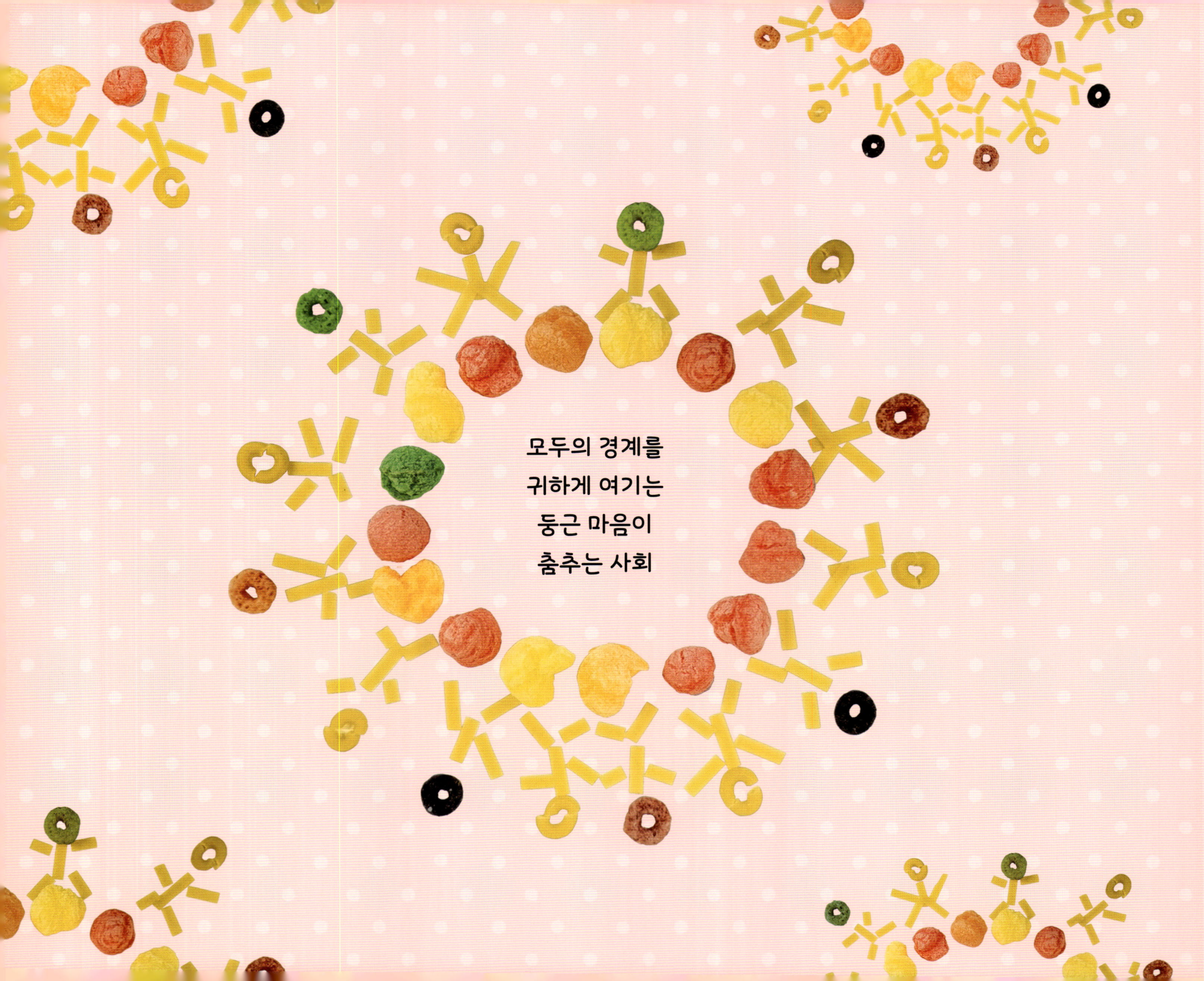

모두의 경계를
귀하게 여기는
둥근 마음이
춤추는 사회

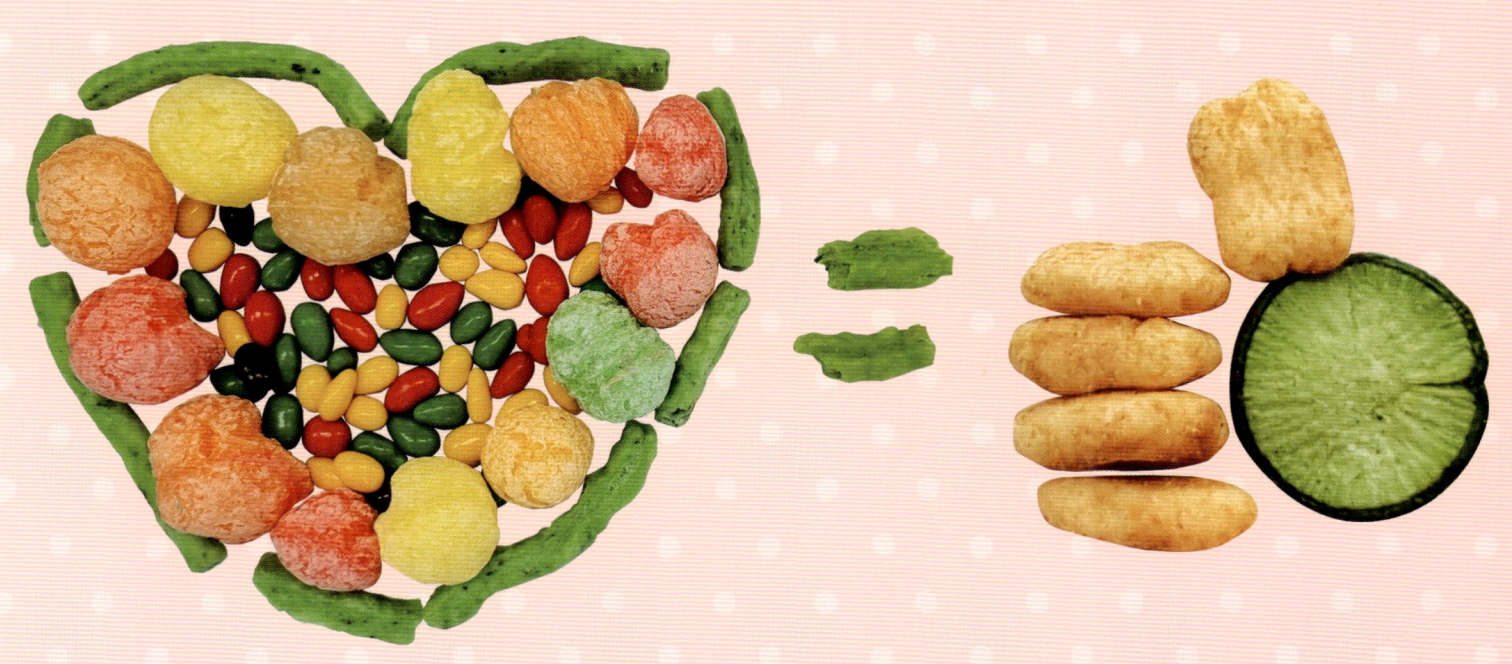

이렇게 밝은 세상은
나 그리고 다른 사람들의
경계를 알아차리고

너에게도
나에게도

소중한
경계가 있어.

지금 너희들이
마음에 안고 있는 선물 꾸러미를

책임　믿음　배려　사랑　공감　존중　감사　지혜

적극적으로 나누는
너로부터 시작된다는 것.

꼭 기억하길 바라.

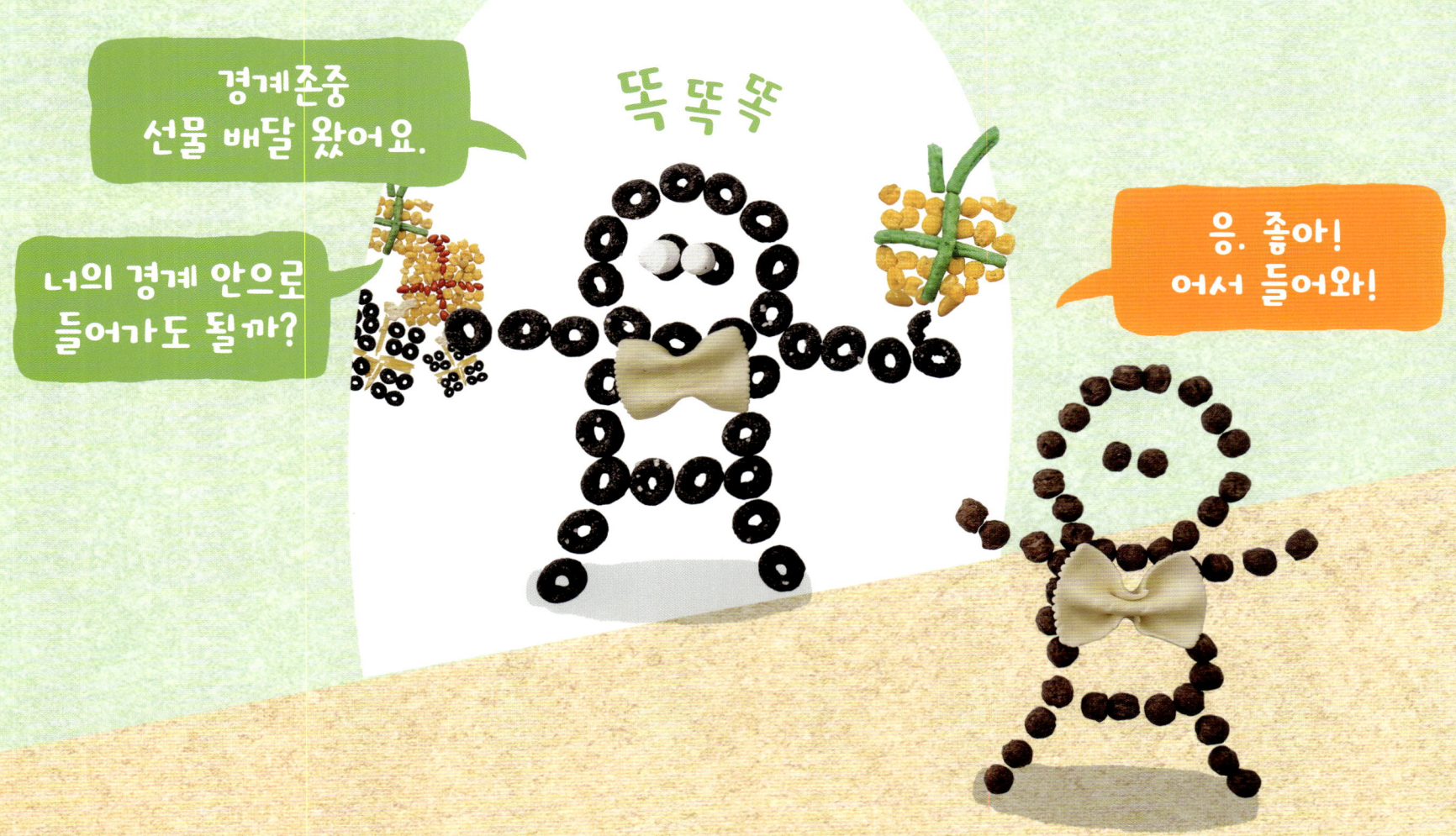

우리의 경계는 소중해!

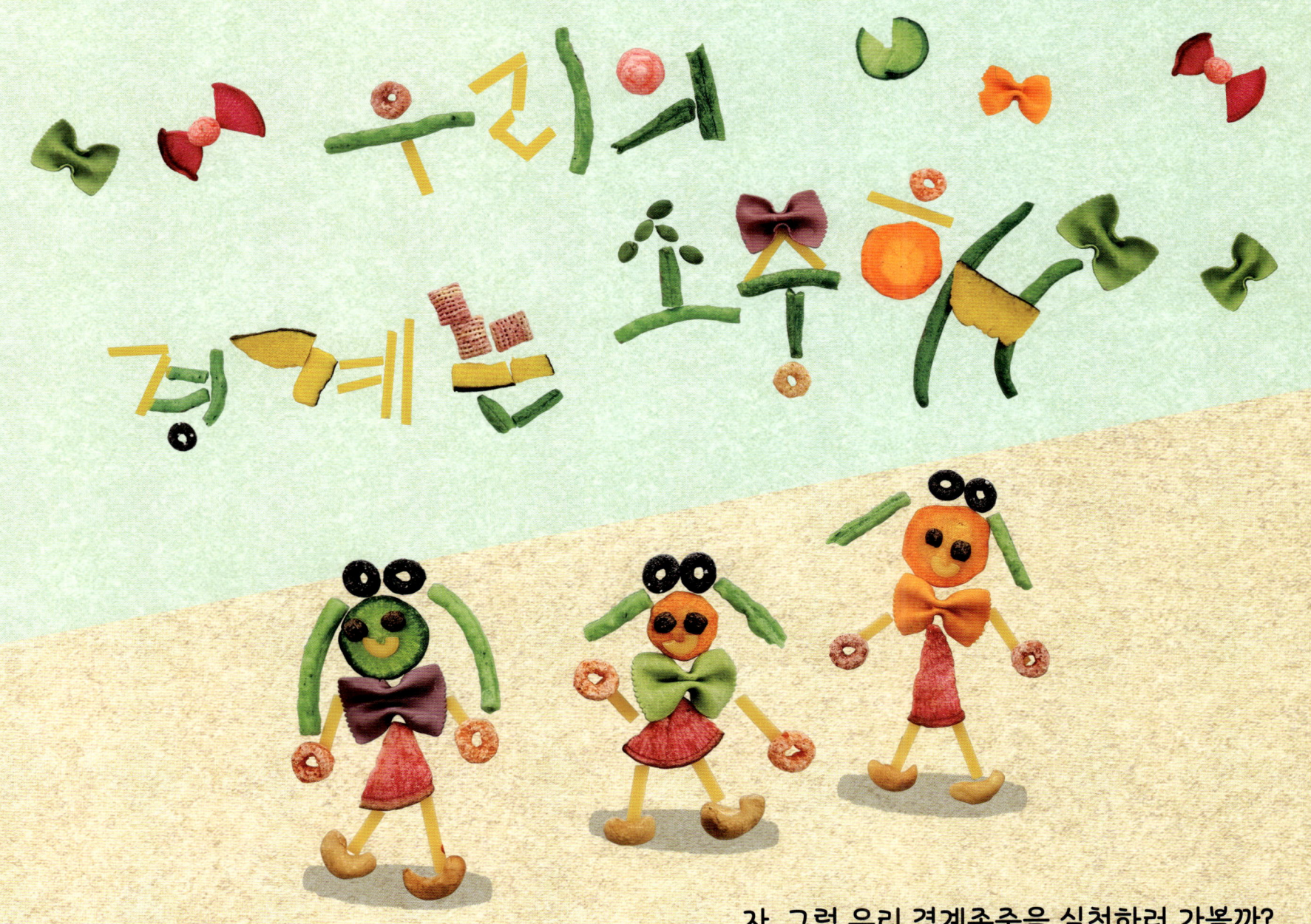

자, 그럼 우리 경계존중을 실천하러 가볼까?
먼저 지금 네 곁에 있는 누군가에게
이렇게 얘기해보는 건 어때?

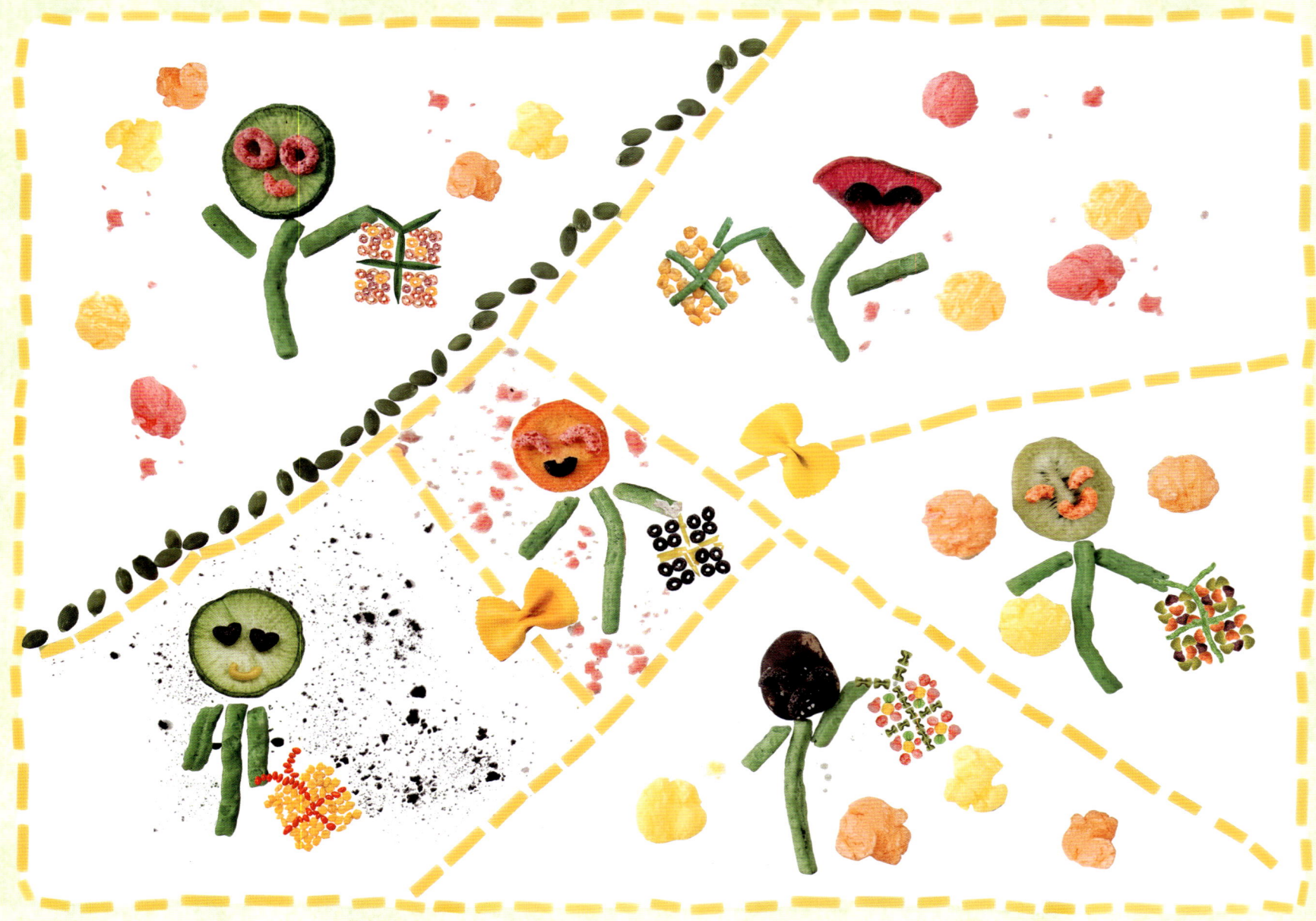

"우리에게는 나를 보호해주는 경계가 있어요.
나는 당신의 소중한 경계를 존중해요."

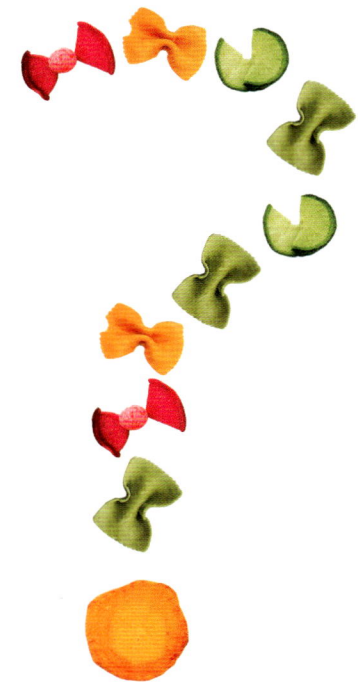

그리고 (										)

내가 누군지 궁금하다고?
안녕? 나는 **경계**라고 해.

눈에 보이지 않지만
항상 너희들과 함께하고 있지.

내가 들려주는 경계 이야기 잘 들었니?
이제 네 마음속 경계를 만나러 갈 시간이야.

활동지를 풀면서 너의 경계와 마주하고
경계존중에 대해 편안한 대화를 나누는
의미 있는 시간이 되길 바라.

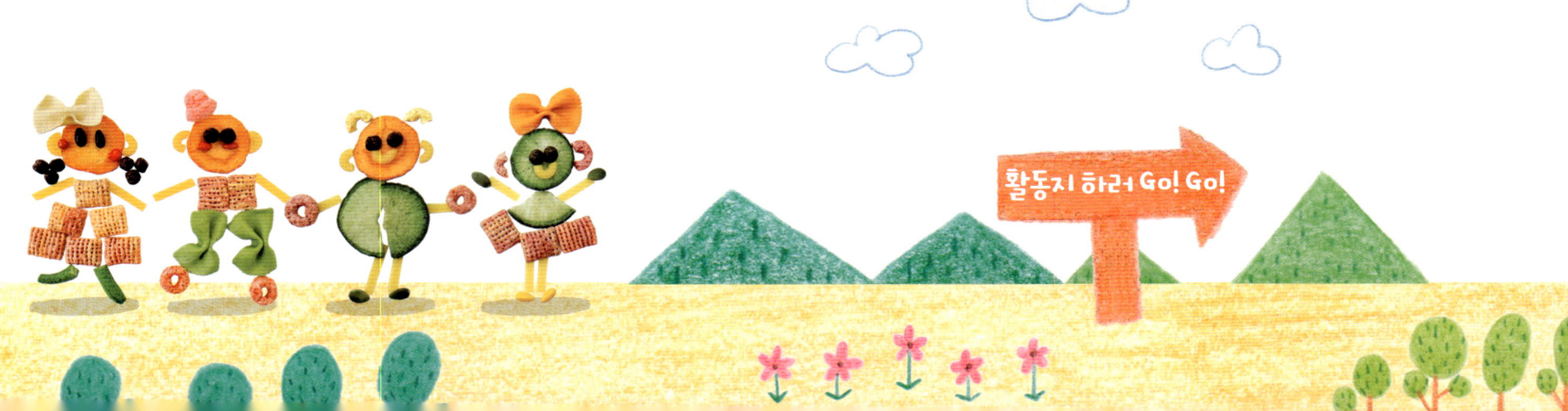

독후 활동지

내 안의 경계를 만나러 가볼까?

내 안의 경계를 만나러 갈 시간입니다.

경계존중에 대해 알고 이를 적극적으로 실천하는 힘은 경계에 대한 나의 내면을 탐색하는 과정을 통해 자연스럽게 길러집니다. 이 책에 실린 7가지 독후활동을 하면서 경계존중에 대한 자신의 감정과 생각을 자연스럽게 표현해보세요.

다른 사람을 배려하는 든든한 나의 모습을 떠올리며 내가 만든 푸드작품과 대화를 나눠보세요. 마음을 편안하게 나눌 수 있는 사람들과 함께 서로 질문을 하고 생각을 공유할 수 있다면 더욱 좋습니다.

독후활동		
	경계존중 인식	❶ 나의 경계존중 점수는?
		❷ 나의 경계를 소개합니다
	경계존중 실천	❸ 너에게 주고 싶은 선물
		❹ 경계침범 안 돼요! 성폭력 사례 알아보기
		❺ 동의를 실천하는 나! 칭찬합니다
	경계존중 통찰	❻ 오늘은 내가 푸드표현 그림 작가
		❼ 경계존중 푸드작품과의 대화

활동 01

나의 경계존중 점수는?

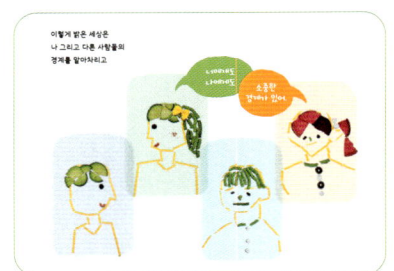

여러분은 평소 경계존중을 얼마나 잘 실천하고 있나요?
경계존중을 실천하는 일은 경계존중에 대한 현재 나의 상태를 알아차리는 것으로부터 시작됩니다.
현재 나의 경계존중 점수는 몇 점인지 확인해볼까요?

Q1. 현재 나의 경계존중 점수는 몇 점인지 빈 칸을 칠해 보세요. 나에게 아래 점수를 준 이유는 무엇인지 가족, 친구들과 함께 이야기해보세요.

경계존중 점수 기준		
0~25점	▭ ▭ ▭ ▭	나는 경계존중을 거의 실천하지 못하고 있어요.
25~50점	▭ ▭ ▭ ▭	나는 경계존중을 조금은 실천하고 있는 편이에요.
50~75점	▭ ▭ ▭ ▭	나는 경계존중을 대체로 실천하고 있는 편이에요.
75~100점	▭ ▭ ▭ ▭	나는 경계존중을 적극적으로 실천하고 있어요.

0점　　25점　　50점　　75점　　100점

현재 나의 경계존중 점수는 _____ 점입니다.

그 이유는

나의 경계존중 점수 높이기

Q1. 앞으로 올리고 싶은 나의 경계존중 점수는 _____ 점입니다.

Q2. 그림책에 나온 단어 중 기억에 남는 단어 10개를 골라 아래에 써보세요.

예시: 마음, 멈, 약속, 중지, 동의, 존중, 사랑, 경계, 성폭력

Q3. 위에 적은 단어들을 자유롭게 넣어서 경계존중 점수를 높이기 위해 무엇을 하면 좋을지 2가지 이상 적어보세요.

예시:
- 친구에게 **장난**을 치기 전에 **동의**를 먼저 구한다
- **경계**존중과 **성폭력** 예방과 관련된 책을 3권 이상 읽어본다.
- 나의 **장난**에 "안 돼", "그만"이라고 말하는 친구의 말을 **존중**한다.

활동 02
나의 경계를 소개합니다

Q1. 다양한 식재료로 '나의 경계'를 자유롭게 표현해 보세요.

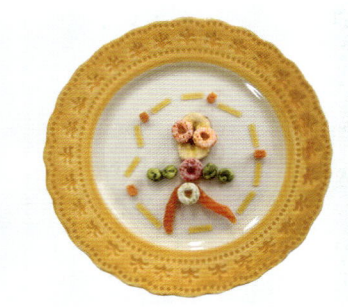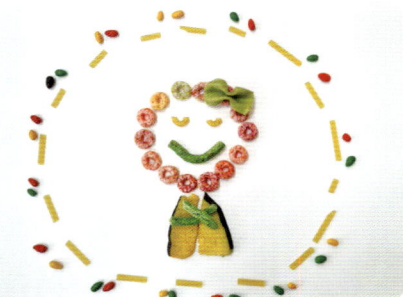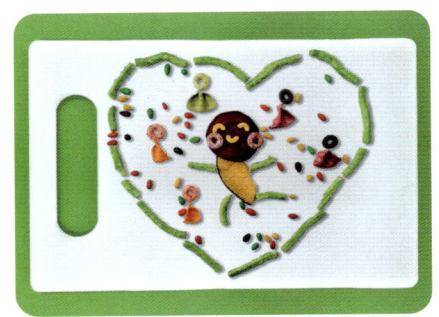

준비물 ❶. 야채, 과일, 곡류, 과자류 등 식재료(한 가지 이상)   ❷. 종이(도화지 등), 접시, 도마 등(택 1) / 필요 시 과일칼

Q2. 내가 만든 '나의 경계' 작품과 천천히 대화하면서 '나의 경계 프로필'을 완성해보세요.
그리고 주변 사람들에게 소개해주세요.

질문	예시(왼쪽 그림 참고)	나의 경계 프로필
경계 이름은 무엇인가요?	춤추는 나비 경계.	
어떤 순간의 경계 모습인가요?	따뜻한 우리 가족과 함께할 때.	
이렇게 표현한 이유는 무엇인가요?	가족의 따뜻한 향기를 맡은 경계가 나비처럼 춤을 춰요.	
현재 경계의 기분은 어떤가요?	가족과 함께 있어서 편안해요.	
경계가 좋아하는 것은 무엇인가요?	나를 존중해주는 마음.	
경계가 싫어하는 것은 무엇인가요?	내 몸을 함부로 만지는 것.	
경계 침범을 하는 사람에게 어떤 이야기를 하고 싶나요?	서로의 경계를 소중히 여기자.	

사람들은 모두 자신만의 경계가 있습니다. 경계는 나를 감싸고 있는 투명 보호막이지요. 경계의 색깔, 모양, 크기는 내가 결정할 수 있답니다.
여러분의 경계는 어떤 모습인가요?

너에게 주고 싶은 선물

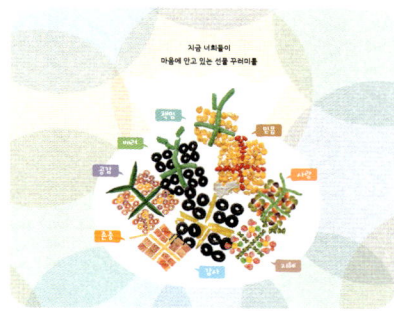

서로의 경계를 소중히 여기는 따뜻한 세상을 만들기 위해서는 사랑, 배려, 책임 등 마음의 힘이 필요합니다.
여러분이 가장 중요하다고 생각하는 마음의 힘은 무엇인가요?
그 마음을 정성스럽게 포장하고 누군가에게 선물한다고 상상해보세요.

Q1. 상대방의 경계에 들어가기 전 어떤 선물을 준비하고 싶나요? 한 가지 이상 골라보세요.

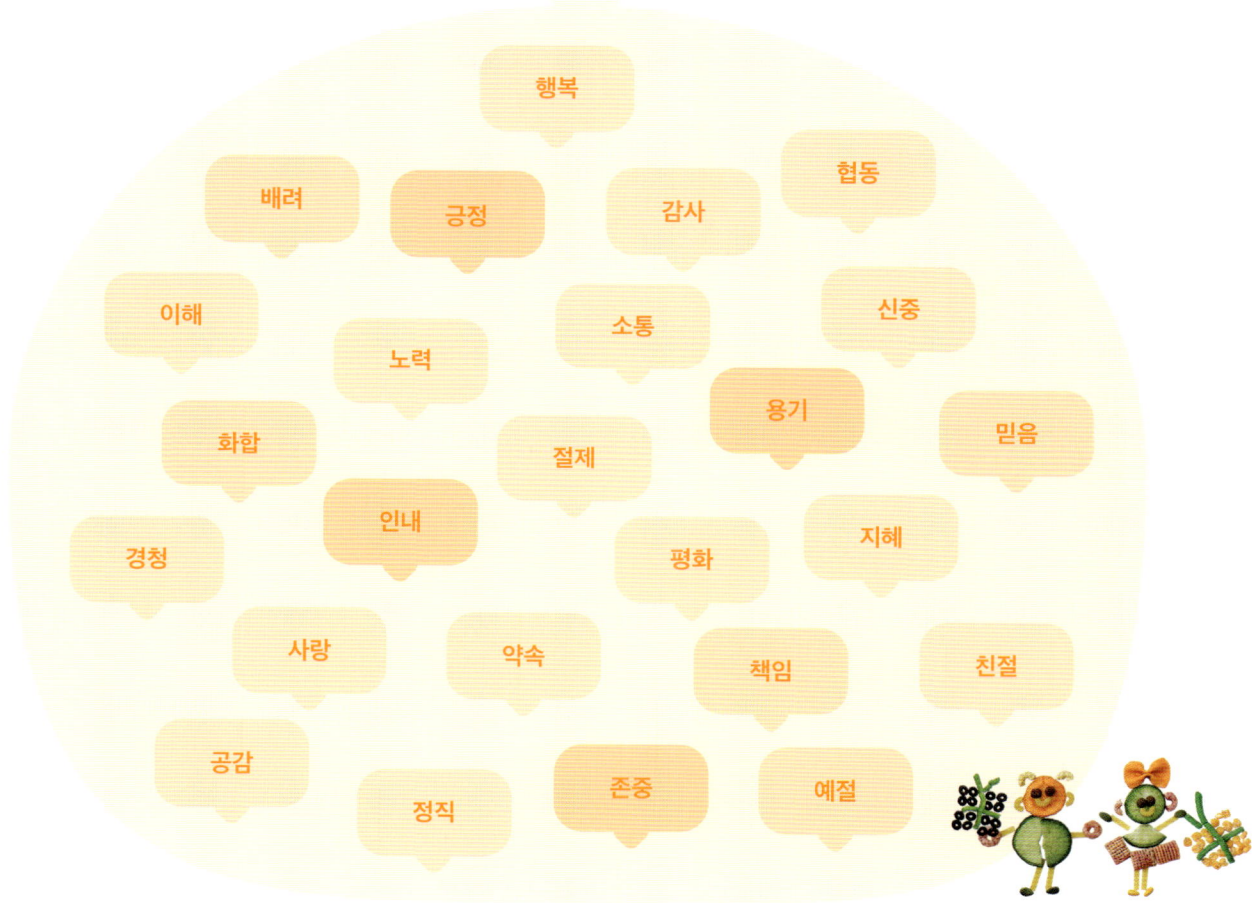

행복, 배려, 긍정, 감사, 협동, 이해, 소통, 신중, 노력, 화합, 절제, 용기, 믿음, 인내, 경청, 평화, 지혜, 사랑, 약속, 책임, 친절, 공감, 정직, 존중, 예절

내가 고른 선물

이 선물을 선택한 이유

경계침범 안 돼요! 성폭력 사례 알아보기

Q1. <사례>를 읽고 신체적/언어적/시각적 성폭력 예방교육 중 침범이와 폭력이에게 가장 필요하다고 생각되는 교육을 골라 ☐ 안에 써 보세요.

사례	침범이 또는 폭력이에게 가장 필요한 교육은?
01. 폭력이는 장난으로 동생의 엉덩이를 툭 치고 도망갔어요. 폭력이는 재미있었지만 동생은 화가 났어요.	신체적 성폭력 예방교육
02. 침범이가 같은 반 친구에게 다리가 길고 매끈해서 예쁘다고 말했어요. 침범이는 칭찬이었지만 친구는 기분이 나빴어요.	성폭력 예방교육
03. 폭력이는 노출이 심한 수영복을 입고 있는 연예인 사진을 친구에게 보여줬어요. 갑자기 사진을 보게 된 친구는 마음이 불편했어요.	성폭력 예방교육
04. 침범이는 교실에서 자신의 음경을 만지는 모습을 짝꿍에게 보여줬어요. 침범이는 재미있어서 보여준 것뿐이지만 짝꿍은 당황스럽고 화가 났어요.	성폭력 예방교육
05. 폭력이는 학원 선생님에게 가슴 근육이 멋있어서 두근거린다고 문자를 보냈어요. 선생님은 폭력이의 문자를 보고 기분이 좋지 않았어요.	성폭력 예방교육
06. 침범이는 오랜만에 만난 친구를 보고 기쁜 마음에 포옹을 했어요. 친구도 반가웠지만 갑작스러운 접촉이 불쾌하게 느껴졌어요.	성폭력 예방교육

정답: 2. 언어적 / 3. 시각적 / 4. 시각적 / 5. 언어적 / 6. 신체적

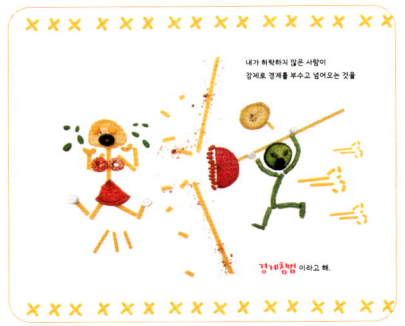

동의 없이 누군가의 경계를 침범해서 성과 관련된 불편한 말과 행동으로 상대방의 몸과 마음을 아프게 하는 것을 성폭력이라고 합니다.
성폭력의 뜻에 대해 정확히 알고 신체적, 언어적, 시각적 성폭력 사례에 대해 이야기를 나눠보세요.

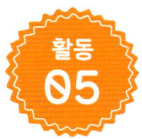

활동 05
동의를 실천하는 나! 칭찬합니다

Q1. 가족, 친구 등 다른 사람들의 경계에 들어가기 전 동의를 구했던 경험이 있나요? 동의를 구했던 (혹은 앞으로 동의를 구할) 나의 모습을 떠올리며 자신을 칭찬해주세요. 아래 칭찬언어를 참고해도 좋습니다.

책임감 있다	따뜻하다	예의 바르다	배려심이 있다	긍정적이다
노력하다	훌륭하다	**자랑스럽다**	지혜롭다	친절하다
존경스럽다	사랑스럽다	부지런하다	침착하다	**듬직하다**
자상하다	믿음직하다	마음이 넓다	소중하다	용기 있다

| 칭찬 방법 | ❶ 경계존중 상황 + ❷ 나에게 하는 칭찬 언어

| 예시 1 | ❶ 친구와 함께 찍은 사진을 단체 채팅방에 올리기 전에 친구에게 "너와 찍은 사진을 단체 채팅방에 올려도 될까?"라고 물어봤어.
❷ 친구에게 동의를 구한 내가 정말 **자랑스러워**.

| 예시 2 | ❶ 항상 동생을 보자마자 뽀뽀하는 삼촌에게 "뽀뽀해도 괜찮을까?"라고 동생에게 물어봐달라고 이야기할 거야.
❷ 동생의 경계를 지켜주는 내 모습을 떠올리니 내가 참 **듬직하게** 느껴져.

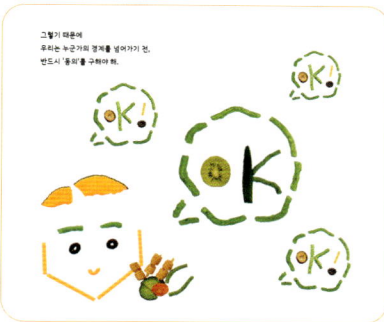

스스로 격려하고 칭찬하는 습관을 통해 타인을 배려하는 나의 가치를 깨달았을 때 내 안의 존중에너지는 더욱 풍성해질 수 있답니다.
평소 동의를 실천하는 나를 떠올리며 스스로를 칭찬해볼까요?

활동 06

오늘은 내가 푸드표현 그림 작가

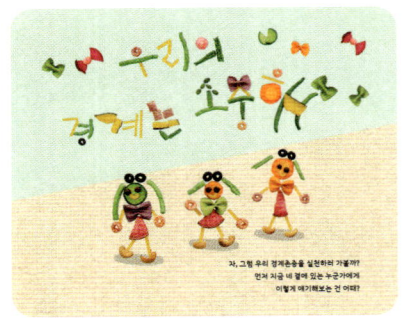

이 그림책의 마지막 이야기를 완성해주실 작가님을 찾고 있어요.
여러분이 직접 만든 작품과 글로 그림책의 마지막 페이지를 채워주세요.
작품활동을 통해 여러분 안에 잠들어 있는 놀라운 상상력과 경계존중에 대한 깨달음을 발견해보세요.

Q1. 『똑똑똑 선물 배달 왔어요』 그림책의 마지막 이야기를 자유롭게 완성해보세요.

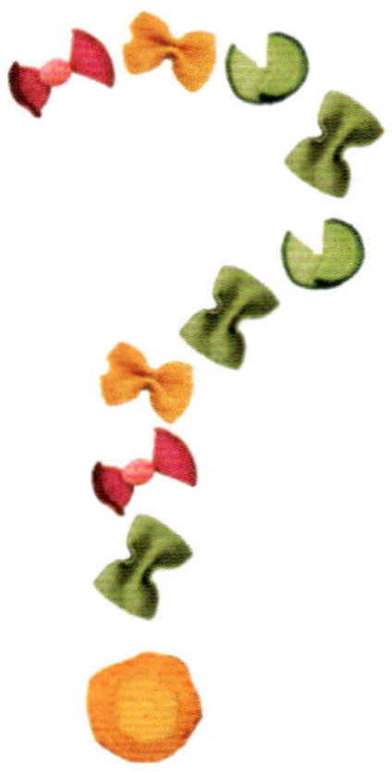

그리고 (   )

준비물　01. 야채, 과일, 곡류, 과자류 등 식재료(한 가지 이상)　02. 종이(도화지 등), 접시, 도마 등(택 1) / 필요 시 과일칼

활동 07 경계존중 푸드작품과의 대화

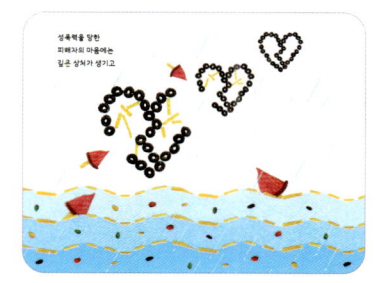

그림책에 나와 있는 장면 중 가장 마음에 드는 장면을 골라보세요.
그 장면을 하나의 푸드작품이라고 생각해보고 그 작품을 천천히 감상해보세요. 그리고 아래 질문을 통해 작품과 함께 대화해보세요. 가족, 친구, 선생님과 함께라면 더욱 좋습니다.

질문	답변(예시)	답변
작품의 제목은 무엇인가요?	마음의 상처.	
작품은 어떤 내용인가요?	뾰족한 말에 상처를 입은 마음이 울고 있는 모습이에요.	
작품을 보면 어떤 느낌이 드나요?	슬프고 안타까워요.	
작품 속에 특별히 마음에 와닿는 모습이 있나요? 그것은 당신에게 어떤 의미일까요?	심장에 난 구멍이 마음에 와닿아요. 경계를 침범당한 친구의 마음처럼 느껴져요.	
작품 속에 불편하게 느껴지거나 바꾸고 부분이 있나요? 만약 바꾸고 싶다면 어떻게 바꿔보고 싶나요?	조각난 하트의 모습이 마음에 들지 않아요. 하트를 튼튼한 모습으로 바꾸고 싶어요.	
작품이 말을 할 수 있다면 당신에게 무엇이라고 이야기할까요?	나의 경계를 존중해줘.	
이 작품에게 필요한 것이 있다면 무엇일까요?	사랑, 공감, 존중이 필요해요.	
작품을 통해 나의 경계존중에 대해 새롭게 깨닫거나 알게 된 것은 무엇인가요?	나의 행동으로 인해 친구가 상처받지 않도록 경계를 존중하는 사람이 되도록 노력할 거예요.	

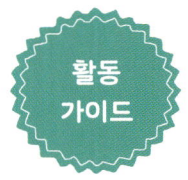

활동 가이드

양육자 그리고 선생님을 위한
작가의 속닥속닥

— 그림책 속 들여다보기

01 경계존중 교육이란?

경계존중 교육이란 각 개인에게 사적인 영역이 있음을 알아차리고 그 영역의 경계를 소중히 여기는 마음과 존중하는 태도가 뿌리 깊어질 때 행복하고 건강한 공동체가 만들어진다는 것을 가르치는 교육을 의미합니다. 사람들의 경계를 인지하고 존중의식을 바탕으로 타인의 경계를 함부로 침범하지 않는 태도를 기르는 교육이지요. 경계존중 교육은 성교육의 핵심 교육 중 하나입니다. 경계존중 성교육을 통해 연령, 성별, 직업, 직급, 성 정체성 등에 관계 없이 우리 모두의 경계는 존중받아야 할 영역임을 이해하고 공감과 배려를 적극적으로 실천함으로써 일상 속 성차별, 성폭력을 예방할 수 있습니다.

02 '어떤 색'으로 채워진 성교육을 하면 좋을까?

우리 모두는 자신만의 독특한 개성을 지닌 각기 다른 존재이기에 사회 구성원들과 함께 살아가는 삶 속에서 어둠의 색을 띤 크고 작은 충돌, 긴장 상황을 마주하곤 합니다. 때때로 짙은 어둠은 폭력, 성폭력 등 범죄로 이어지기도 하지요. 우리가 어둠을 밝히기 위해 찾아야 하는 것은 전구가 아닌 경계존중에 대한 인식입니다. 자신과 다른 사람의 경계를 인지하고 소중히 여기는 태도를 굳건히 함으로써 서로를 안전하게 보호하고 관계 속 갈등요소를 지혜롭게 해결해나갈 수 있습니다. 그렇다면 학교 현장에서 아이들에게 경계를 인식하고 존중을 실천하는 힘을 길러주기 위해 교사로서 할 수 있는 것은 무엇일까요? 더 나아가 우리 아이들이 건강한 성적 자아정체성을 형성하고 성적 존재로서 주체적인 삶을 살아갈 수 있도록 하기 위해 어떤 색으로 가득한 성교육을 하면 좋을까요?

03 성교육은 '자기 탐색'으로 가득한 성적 자기 수양이다

성교육을 할 때에는 성과 관련된 정보를 전달하는 것에 그치는 것이 아닌 교육 대상자의 성적 자아를 탐색할 권리에 대한 존중을 바탕으로 아이들이 스스로 자신의 성에 대해 충분히 음미할 수 있는 교육활동이 필요합니다. 이를 실현하고자 저는 학교 현장에서 성교육과 푸드표현예술치료를 융합한 성적 자기 탐색 중심 성교육을 하고 있습니다. 스스로 내면의 느낌을 자유롭게 표현하고 친구들의 생각에 공감하는 연습을 하며 성에 대한 가치를 녹여내는 창조활동을 통해 긍정적인 성의식 함양 및 건강한 성적 주체로서의 '나'를 찾아가도록 돕습니다.

04 푸드표현예술치료란 무엇인가요?

푸드표현예술치료란 일상에서 쉽게 접할 수 있는 다양한 식재료를 매개로 한 조형활동을 통해 자신의 감정과 생각을 표현하고, 마음의 에너지가 반영된 작품을 바라보는 과정에서 자존감 증진 및 자기 통찰을 경험할 수 있는 통합적 표현예술치료의 한 장르입니다. 친숙하고 재미있는 식재료를 활용함으로써 평소 성을 표현하는 것에 의식적, 무의식적 거부감을 갖고 있던 사람들에게도 편안하게 다가갈 수 있으며 어렵게만 느껴졌던 성을 이미지로 상징화하여 창조한 작품을 통해 성취감과 행복감을 느끼기도 합니다.

05 푸드표현예술치료 기반 경계존중 그림책 탄생

이 책은 제주대학교교육대학부설초등학교 학생들(49회 졸업생)과 함께한 푸드표현예술치료 기반 성교육 시간의 교육활동 결과물을 새롭게 구성, 창작하여 만들었습니다. 경계존중 이야기를 기존의 획일적인 방식으로 구성하는 것에서 벗어나 정서적 감수성과 창의성을 가미한 예술적 접근 방식으로 다가갔습니다. 그림책을 한 장 한 장 걷을 때마다 경계존중에 대한 학생들의 생각과 감정이 스며들어 있는 다채로운 푸드표현작품들을 감상할 수 있으며 그림책 뒷부분에는 가정이나 학교에서 이 책을 읽고 난 후 할 수 있는 일곱 가지 활동자료가 함께 담겨 있습니다.